Longevity: Ein Leben lang leben

Gert von Kunhardt

Longevity: Ein Leben lang leben

Energiepotenziale optimal einsetzen

2. Auflage

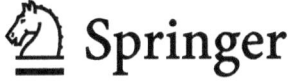

Gert von Kunhardt
Malente, Deutschland

ISBN 978-3-662-69785-6   ISBN 978-3-662-69786-3   (eBook)
https://doi.org/10.1007/978-3-662-69786-3

Die Deutsche Nationalbibliothek verzeichnet diese Publikation in der Deutschen Nationalbibliografie; detaillierte bibliografische Daten sind im Internet über https://portal.dnb.de abrufbar.

© Der/die Herausgeber bzw. der/die Autor(en), exklusiv lizenziert an Springer-Verlag GmbH, DE, ein Teil von Springer Nature 2014, 2025

Das Werk einschließlich aller seiner Teile ist urheberrechtlich geschützt. Jede Verwertung, die nicht ausdrücklich vom Urheberrechtsgesetz zugelassen ist, bedarf der vorherigen Zustimmung des Verlags. Das gilt insbesondere für Vervielfältigungen, Bearbeitungen, Übersetzungen, Mikroverfilmungen und die Einspeicherung und Verarbeitung in elektronischen Systemen.
Die Wiedergabe von allgemein beschreibenden Bezeichnungen, Marken, Unternehmensnamen etc. in diesem Werk bedeutet nicht, dass diese frei durch jede Person benutzt werden dürfen. Die Berechtigung zur Benutzung unterliegt, auch ohne gesonderten Hinweis hierzu, den Regeln des Markenrechts. Die Rechte des/der jeweiligen Zeicheninhaber*in sind zu beachten.
Der Verlag, die Autor*innen und die Herausgeber*innen gehen davon aus, dass die Angaben und Informationen in diesem Werk zum Zeitpunkt der Veröffentlichung vollständig und korrekt sind. Weder der Verlag noch die Autor*innen oder die Herausgeber*innen übernehmen, ausdrücklich oder implizit, Gewähr für den Inhalt des Werkes, etwaige Fehler oder Äußerungen. Der Verlag bleibt im Hinblick auf geografische Zuordnungen und Gebietsbezeichnungen in veröffentlichten Karten und Institutionsadressen neutral.

Illustrationen: © Karl Bihlmeier
Grafiken: Stephan Meyer
Einbandabbildung: Gert von Kunhardt

Planung/Lektorat: Marion Krämer
Springer ist ein Imprint der eingetragenen Gesellschaft Springer-Verlag GmbH, DE und ist ein Teil von Springer Nature.
Die Anschrift der Gesellschaft ist: Heidelberger Platz 3, 14197 Berlin, Germany

Wenn Sie dieses Produkt entsorgen, geben Sie das Papier bitte zum Recycling.

Für
Philipp, Felix, Moritz
Jule, Ira, Saskia

Geleitwort

Liebe Leser,

„No sports", antwortete Winston Churchill auf die Frage, warum er ein hohes Alter erreicht habe. Nun: Als alter Mann hat er noch an Fuchsjagden teilgenommen. „Keine Stunde, die man im Sattel verbringt, ist verloren!" Keine Hochleistung im Sport, aber regelmäßige Bewegung, Koordinationsleistungen auf dem Pferderücken oder Jagdfieber in geselliger Runde halten gesund und munter. Noch besser als Churchill beweist dies Gert von Kunhardt mit seinen Ratschlägen zum gesunden Leben. Schon Hippokrates, der den berühmten Eid der Mediziner formulierte, wusste, was wirklich heilt: „Wenn wir jedem Individuum das richtige Maß an Nahrung und Bewegung zukommen lassen könnten, hätten wir den sichersten Weg zur Gesundheit gefunden." Warum ist das in unseren Zeiten kein medizinisches Allgemeingut mehr?

Thomas Südhof, der deutsche Nobelpreisträger für Medizin, gibt die Antwort: „Ärzte verstehen weder Krankheit noch Gesundheit!" Der Satz fiel in einem Vortrag des

Wissenschaftlers vor kurzem in Berlin. Mediziner messen vielen Arzneien, Aspirin, Magenschutzmitteln oder Betablockern wahre Heilwunder zu. Aber: Das wirklich umfassende und bei allen Krankheiten wirksame Mittel kennen sie nicht. Da muss eben ein neuer Aufklärer kommen und uns allen mal wieder die gesunden Wege aufzeigen. Gert von Kunhardts Buch kommt gerade richtig: Bewegung, Bewegung, Bewegung!

Paracelsus lebte im 16. Jahrhundert. Damals waren berühmte Heilkundler noch weise: „Der Arzt verbindet deine Wunden. Dein innerer Arzt aber wird dich gesunden. Bitte ihn darum, sooft du kannst." Der Arzt sei nur der Helfer, richtig gesund mache sich der Mensch nur selbst, gute Medizin müsse seine Selbstheilungskräfte befreien und stärken.

Pfarrer Sebastian Kneipp war bekanntlich kein Doktor der Medizin. Im 19. Jahrhundert musste er es auf den Punkt bringen: Seine fünf Säulen der Gesundheit umfassen: Bewegung, Ernährung, Wasser, Natur und harmonisches Miteinander. Die Symptome des Burnout waren ihm nicht fremd: „Kaum irgendein Umstand kann schädlicher auf die Gesundheit wirken als die Lebensweise unserer Tage: ein fieberhaftes Hasten und Drängen aller im Kampfe um Erwerb und sichere Existenz. Es muss das Gleichgewicht hergestellt werden zwischen der Lebensweise und dem Verbrauch an Nervenkraft."

In unseren schwierigen Zeiten braucht es wieder weise Fachleute, überzeugende Persönlichkeiten mit reflektierter Lebenserfahrung, die den Menschen vermitteln, was ihnen wirklich nützt. Gert von Kunhardt lehrt mit diesem Buch Gesundheit. Er macht Mut, trägt zum Thema die Beweise zusammen, analysiert die medizinische wie literarische Weltliteratur und er lädt uns ein, das eigene Gesundheitsgeschick zu steuern. Seine Begeisterung steckt an. Also:

Wenn Sie das Buch lesen, können Sie viele Arztbesuche sparen, müssen weniger Pillen schlucken und Sie erleben, was sie selber bewegen und gesunden können. Kein Arzt kann das besser!

Vor 25 Jahren, ich war gerade Präsident geworden, gründete die Ärztekammer gemeinsam mit dem Landessportbund und seinem Präsidenten Manfred von Richthofen den Sportgesundheitspark Berlin. Beim Gesundheitssport geht es nicht um Leistung, Wettkämpfe oder Konkurrenz. Gesundheitssport ist ganzheitlich, integriert die Lebenswelten und kümmert sich auch um Entspannung, Ernährung, Stressbewältigung, soziale Kontakte und Erlebnisse mit der Natur. „Laufen, ohne zu schnaufen" ist das Motto, nicht schneller, höher und besser. Gert von Kunhardt hat dafür das „Prinzip der subjektiven Unterforderung" eingeführt und den Mut zur „Eile mit Weile" beflügelt: „joggeln statt joggen oder radeln statt biken." Sein Buch steckt voller Erkenntnis. Es zeigt Ihnen, wie Sie gesund bleiben, alt werden und dabei zufrieden sein können.

Der Berufsverband der Präventologen schwört auf Kunhardts Lehren. Diese Fachleute der Gesundheit wissen, was die Gesundheit stärkt. Wenn Sie sich sicher sind: Ich bin den Herausforderungen meines Lebens gewachsen, kann sie meistern und bin dabei nicht allein. Es macht Sinn, was ich tue und ich blicke zuversichtlich in die Zukunft. Thomas von Aquin meinte treffend: „Gesundheit ist weniger ein Zustand als eine Haltung, und sie gedeiht mit der Freude am Leben." Als Arzt und Präventologe freue ich mich über dieses Buch, das ich wärmstens als Gesundheitselixier, als gute Arznei für alle empfehle.

Die Weltgesundheitsorganisation (WHO) hat ihre Gesundheitspolitik neu orientiert. Die neue Botschaft lautet: „Gesundheit wird von Menschen in ihrer alltäglichen

Umwelt geschaffen und gelebt: dort, wo sie spielen, lernen, arbeiten und lieben. Gesundheit entsteht dadurch, dass man sich um sich selbst und für andere sorgt, dass man in die Lage versetzt ist, selber Entscheidungen zu fällen und eine Kontrolle über die eigenen Lebensumstände auszuüben, sowie dadurch, dass die Gesellschaft, in der man lebt, Bedingungen herstellt, die all ihren Bürgern Gesundheit ermöglichen."

Wir gehen achtsam miteinander um, halten zusammen und lösen die Probleme gemeinsam. Wir nehmen uns Zeit für uns selbst und für unsere Nächsten und Liebsten. Auch diese Gesundheitsquellen zeigt uns Gert von Kunhardt. Sein Buch fasst zusammen, was die alten Gesundheitslehrer, die moderne Präventologie und die aktuellen Gesundheitswissenschaften gleichermaßen verkünden. Wer also seiner Gesundheit ein Gutes tun will, liest jetzt dieses Buch. Ich habe es mit Genuss und Freude verschlungen.

Ihr
Dr. med. Ellis Huber

Vorwort des Verfassers

Wir werden älter, aber nicht so alt, wie wir es werden könnten. Gleichzeitig versuchen wir um jeden Preis jünger zu werden. Wir konsumieren Q 10 und diverse Anti-Aging-Präparate. Wir lassen uns liften, die Figur straffen und sind trotzdem unzufrieden. Wir haben vieles zur Verbesserung der Gesundheit in der Hand und investieren Unsummen. Und stellen trotzdem fest, dass Menschen zwar deutlich älter werden, aber mehr Jahre bei schlechter Gesundheit leben.[1]

Demnach steigt die Lebenserwartung für Frauen von 83,8 Jahren im Jahr 2022 auf 85,0 Jahre im Jahr 2050. Bei Männern steigt der Wert von 79,2 auf 81,6 Jahre.[2] Betrug der Rückstand bei der Lebenserwartung deutscher Männer

---

[1] Die Welt, Wissenschaft, v 23.5.24.
[2] https://www.welt.de/wissenschaft/article251546552/Lebenserwartung-So-gross-koennte-der-Lebenszeitgewinn-der-Menschheit-bis-2050-sein.html.

im Jahr 2000 noch rund 0,7 Jahre, vergrößerte sich diese Lücke bis 2022 auf 1,8 Jahre.[3]

Der Grund für die geringeren Lebensjahre liegt vermutlich in einer typisch deutschen Eigenschaft, die weltweit beschrieben wird mit „German Angst".[4]

Und es stellt sich sofort die Frage: Können Ängste das Leben verkürzen? Ja, lang anhaltender oder chronischer Stress, der durch Ängste verursacht werden kann, kann potenziell die Lebensdauer verkürzen. Dies geschieht durch verschiedene Mechanismen:

1. Herz-Kreislauf-Erkrankungen: Chronischer Stress kann zu Bluthochdruck und anderen Herz-Kreislauf-Problemen führen, die das Risiko für Herzinfarkt und Schlaganfall erhöhen.
2. Immunsystem: Stress kann das Immunsystem schwächen, was die Anfälligkeit für Infektionen erhöht und die Fähigkeit des Körpers vermindert, sich von Krankheiten zu erholen.
3. Hormonelle Störungen: Stress verursacht eine erhöhte Ausschüttung von Cortisol und anderen Stresshormonen, die langfristig zu einer Reihe von gesundheitlichen Problemen führen können, einschließlich Stoffwechselstörungen wie Diabetes.
4. Verhaltensänderungen: Menschen, die unter chronischem Stress oder Ängsten leiden, greifen häufiger zu ungesunden Bewältigungsstrategien wie Rauchen, übermäßigem Alkoholkonsum oder ungesunder Ernährung, die ebenfalls die Lebenserwartung verkürzen können.

---

[3] Studie des Bundesinstituts für Bevölkerungsforschung (BiB) und des Max-Planck-Instituts für demografische Forschung. ARD Tagesschau am 22.5.24.

[4] „Die deutschen Ängste - Ein Volk in Moll", Erich Wiedemann, Ullstein Verlag, Berlin, 1990.

Es ist wichtig, wirksame Strategien zur Stressbewältigung zu entwickeln und gegebenenfalls professionelle Hilfe in Anspruch zu nehmen, um die negativen Auswirkungen von Ängsten auf die Gesundheit und Lebensdauer zu minimieren.

Deshalb machen wir uns hier, unabhängig dieser deutschen Einschränkung, auf die Suche nach Gründen, die für oder gegen eine Lebensverlängerung („longevity") sprechen.

Der Gesundheitshaushalt ist mit knapp 500 Mrd. € jährlich der größte Ausgabenposten im Haushalt.[5] Dennoch werden immer mehr Menschen krank. Wir suchen, hasten und eilen, probieren dies und das und sterben entweder völlig unerwartet oder sind lange krank oder dement vergessen im Pflegeheim.

Dieses Phänomen ist nur beim Menschen zu beobachten. Für Tiere erkennen wir eine genetische Disposition und wissen genau, wie alt sie jeweils werden. Bei den Menschen zählt die sich stetig nach oben verschiebende Statistik. Auf eine genetische Disposition für das Alter verzichten wir. Jedenfalls gibt es keine offiziellen Zahlen. So als ob man sich nicht traut, Wahrheiten zu verkünden, die man für sich selbst nicht bestätigen kann.

Tiere haben für sich selbst keinen Arzt oder Heilungsdienst. Bei den Menschen weiß man, je mehr Ärzte, desto mehr Krankheiten. Es werden immer mehr erfunden. Die Populationen, in denen die ältesten Menschen leben, haben die wenigsten Ärzte. Der Rückschluss, dass die Ärzte für die Krankheiten verantwortlich sind, ist aber falsch, weil diese nichts anderes tun, als von Krankheiten zu heilen.

---

[5] Statistisches Bundesamt, Pressemitteilung Nr. 167 vom 25. April 2024. Gesundheitsausgaben im Jahr 2022 auf knapp 500 Milliarden Euro gestiegen.

Sie werden nicht für die Erhaltung der Gesundheit ausgebildet. Das ist beklagenswert. Aber dafür können die Ärzte nichts. Sicher gibt es schwarze Schafe, aber niemals in dem Umfang, dass man sie generell für die Lebensverkürzung verantwortlich machen könnte. Es muss einen anderen Grund geben, weshalb wir nicht so alt werden, wie es möglich ist. Tragisch ist, dass es mehr Tote (etwa 57000 pro Jahr) durch falsche Medikamente gibt, als durch Verkehrsunfälle und Arbeitsunfälle zusammen genommen.

Ausgehend von der Überlegung, dass jeder Organismus entsprechend seiner Gattung und Art eine ziemlich genau bestimmt Lebensdauer erreicht, mithin über entsprechende Lebensenergie/Energiepotenziale verfügt, muss das auch für den Menschen gelten.

Während alle anderen Organismen ihre determinierte Lebenserwartung immer dann erreichen, wenn sie nicht vorher von anderen gefressen werden, abstürzen, plattgefahren werden oder sonst wie gewaltsam zu Tode kommen, ist das beim zivilisierten Menschen völlig anders. Wir könnten 120 Jahre alt werden, erreichen aber im Durchschnitt nur 81,6 (Männer) und 85 (Frauen) Jahre.[6] Wir könnten unsere Lebenserwartung fast verdoppeln, wenn wir uns nur so verhielten, wie es alle Tiere tun.

Der Mensch geht eigene Wege. Er stirbt nicht nur genauso normal wie Tiere oder durch Unfälle, sondern zusätzlich durch selbstangezettelte Kriege mit den fantasiereichsten Mordinstrumenten. Aber am weitaus häufigsten stirbt er an Krankheiten, die in der freien Natur äußerst selten sind, wenn sie überhaupt vorkommen.

---

[6] Statistisches Bundesamt 2024.

Tatsache ist, dass wir dank des Fortschritts in Bildung, Medizin, Krankenversorgung, Betreuungsmöglichkeiten, Hygiene, Arbeitssicherheit etc. immer länger leben. Aber wir sind bei Weitem noch nicht da, wo wir sein könnten. Wir sterben nicht, wir bringen uns vorher selbst um. Es geht nicht darum, dermaleinst mit 110 Jahren im Pflegeheim betreut zu werden, sondern vital und lebensfroh am Leben teilzunehmen mit dem Ziel, die Selbstbestimmung um wenigstens zwanzig Jahre nach hinten zu verschieben. Dafür gibt es hochinteressante Beispiele.

Es fällt auf, dass Stressphänomene zwar überall zur Lebensverkürzung beitragen, sie aber beim Menschen der entscheidende Faktor zu sein scheinen. Gäbe es eine Messlatte für die durch Stress verbrauchten Energiepotenziale, wäre es möglich, herauszufinden, wann, wieviel und wie schnell unser Konto abgeräumt wird. Und dann könnten wir durch geeignete Maßnahmen diesen Stress wirksam bekämpfen und das Leben dramatisch verlängern.

Dass auch wir Menschen über ein bestimmtes Energiepotenzial verfügen, sollte unstrittig sein. Wichtig zu wissen: Was wir an Energiepotenzialen sinnlos verbrauchen, lässt sich nicht zurückgewinnen. Mit jedem Verlust wird unser Leben verkürzt. Das scheint niemanden so recht zu interessieren. Genau darüber sollten wir aber einmal nachdenken.

Gert von Kunhardt

Inhaltsverzeichnis

1	Warum werden einige Menschen 120 Jahre alt, andere noch nicht einmal 70?	1
2	Warum werden Wildtiere im Zoo fast doppelt so alt, wie in der freien Wildbahn?	13
3	Warum werden Menschen in bestimmten Regionen deutlich älter als in anderen?	21
4	Was sind die Merkmale alter Menschen?	37
5	Was unterscheidet Früh- von Spätsterbenden?	47
6	Welche Rolle spielt die Ernährung?	53
7	Was bewirkt Bewegung?	61
8	Wie viel Sport ist gesund?	75
9	Ist der Stress an allem schuld?	97

10	Welchen Einfluss hat die Leistungsgesellschaft auf die Entstehung von Stress?	119
11	Über wie viel Energie verfügen wir?	137
12	Wer sind die größten Energieverbraucher im eigenen Körper?	155
13	Welchen Einfluss hat der Sauerstoff?	169
14	Wie groß ist die Bedeutung unseres Lebensstils?	175
15	Wie beeinflussen das Selbstbewusstsein und der Mangel daran die Energiepotenziale?	189
16	Was hat Bildung mit einem langen Leben zu tun?	197
17	Gesund sterben – der Beweis	207
18	Wir haben mehr in der Hand als wir glauben	213
19	Was können wir selbst tun?	227

1

Warum werden einige Menschen 120 Jahre alt, andere noch nicht einmal 70?

Im Vergleich zu Fischen, die bis über 400 Jahre alt werden,[1] Kriechtieren wie Hummer oder Krokodil, die 100, Elefanten, die 90, oder Vögeln, die wie der Kolkrabe 90, und Schwämmen, die sogar 10 000 Jahre alt werden, schwankt die Lebenszeit des Menschen drastisch.

These: Jeder Organismus hat eine determinierte Lebenserwartung

Mir fiel auf, dass ein Maulwurf vier Jahre alt wird, eine Wühlmaus nur zwei. Sie sind etwa gleich groß und leben in exakt dem gleichen Milieu, in derselben Erde. Sie benutzen sogar dieselben Gänge unter der Erde, bei gleicher Temperatur, Wind, Wetter und genügendem

---

[1] Grönlandhai.

© Der/die Autor(en), exklusiv lizenziert an Springer-Verlag GmbH, DE, ein Teil von Springer Nature 2025
G. von Kunhardt, *Longevity: Ein Leben lang leben,*
https://doi.org/10.1007/978-3-662-69786-3_1

Nahrungsangebot. Warum werden die Maulwürfe doppelt so alt wie die Wühlmäuse?

Es war nicht kompliziert, herauszufinden, dass die Wühlmaus viel mehr Feinde als der Maulwurf hat und ein größeres Risiko eingeht, um zu überleben. Sie wird verfolgt von Katze, Hund, Marder, Wiesel, Bussard, Falke, Eule und Mensch. Sie ist ständig auf Trab, rennt hin und her, während der Maulwurf einfach unter der Erde bleibt, gemütlich vor sich hin gräbt und Vorräte anlegt. Es ist offensichtlich der Stress, der die Lebensenergie der Maus so rasch aufzehrt. Die Maus ist früher am Ende als der Maulwurf.

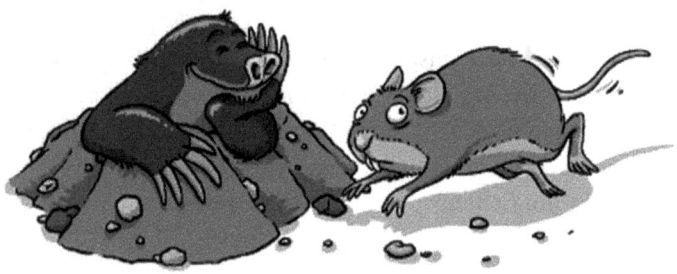

Die Galapagos-Schildkröte kann bis zu 250 Jahre alt werden. Ihr ist mit allen Kriechtieren gleich, dass ihre träge Lebensweise es erlaubt, ihre Lebensenergie nicht so schnell zu verheizen. Tiere mit Winterschlaf leben deutlich länger als ihre winteraktiven Artgenossen.[2] Das zeigt, dass die Stoffwechselrate über die Langlebigkeit entscheidet.

Je langsamer der Stoffwechsel abläuft, umso länger lebt man. Der Stoffwechselphysiologe Roland Prinzinger hat herausgefunden, dass Stoffwechselrate und Körpermasse

---

[2] Hofmann I, Prinzinger R (1997) Das Geheimnis der Lebensenergie. Campus, Frankfurt, S. 8.

korrelieren. Das heißt, je größer und schwerer ein Organismus ist, umso niedriger ist seine Stoffwechselrate.[3] Können wir daraus auf den Einsatz unserer Lebensenergie schließen?

Der Zahlenvirtuose Sriniwasa Ramanujan wurde am 22. Dezember 1887 im südindischen Erodeaus geboren und schaffte es schließlich an das Trinity College der University of Cambridge, England. Doch Ramanujan erkrankte schon bald. War es die schlechte Ernährung im damaligen England, die dem Vegetarier zum Verhängnis wurde? Oder lag es an seinem exzessiven Arbeitsstil? Ramanujan verbrachte mitunter 24 bis 36 h ununterbrochen am Schreibtisch, um dann zwölf und mehr Stunden durchzuschlafen. Auch mehrere Aufenthalte in Sanatorien beendeten sein rätselhaftes Leiden nicht. Seine Lebensenergie war verbraucht. Entkräftet kehrte er 1919 nach Indien zurück und starb dort 1920 völlig erschöpft im Alter von nur 32 Jahren an Altersschwäche.[4]

Pablo Picasso behauptete mit Recht: „Alle Menschen haben das gleiche Potenzial an Energie. Der Durchschnittsmensch verschwendet die seine in einem Dutzend Kleinigkeiten. Ich verschwende meine auf eine einzige Sache: meine Malerei."[5]

Gehen wir dem Gedanken nach, dass wir, wenn wir nichts tun, einen Grundumsatz an Energie haben. Er wird höher sein, wenn wir aufmerksam sind, und noch höher, wenn wir die Aufmerksamkeit steigern, also in erhöhter Spannung sind. Das geht bis zur Alarmstimmung, in der mit größter Energieanstrengung die Wahrnehmungsfähigkeit optimiert wird. Das Ergebnis ist Erschöpfung. Das

---

[3] Prinzinger R (1996) Das Geheimnis des Alterns. Campus, Frankfurt, S. 439.
[4] S. a. Kanigel R (1995) Der das Unendliche kannte. Vieweg, Wiesbaden.
[5] Gilot F (1965) Leben mit Picasso. Kindler, München, S. 336.

Gleiche gilt für körperliche Aktivitäten. Im Liegen, beim Sitzen, Stehen, Gehen, Laufen, Rennen steigern wir jeweils den Energieumsatz – beim Marathonlauf und Triathlon dramatisch.

Das kann man sogar messen. Wikipedia definiert den Grundumsatz wie folgt: „Der Grundumsatz, auch basale Stoffwechselrate genannt, ist eine Größe, die zur Charakterisierung des Stoffwechsels hauptsächlich beim Menschen verwendet wird: Sie ist diejenige Energiemenge, die der Körper pro Tag bei völliger Ruhe, bei Indifferenztemperatur (28°C) und nüchtern (das heißt mit leerem Magen) zur Aufrechterhaltung seiner Funktionen benötigt." Man sagt, dass ein Mensch etwa so viel Energie abstrahlt, wie eine 100-Watt-Birne alter Art. Je mehr Menschen in einem Raum sind, umso weniger braucht man zu heizen.

Edmund Dörrhöfer veröffentlichte folgende Anhaltswerte für die Leistung[6]:

Schlafen	60 W (8 h × 60 W = 0,48 kWh)
Liegen	95 W
Stehen	140 W
Gehen (Mittelwert)	300 W
100-m-Lauf (36 km/h)	2070 W
Marathonlauf (19,5 km/h)	1180 W

Zum Vergleich: Ein Flachbildfernseher mit 80 cm Bilddiagonale hat eine Leistungsaufnahme von ca. 125 Watt. Ein Auto mit einem Gewicht von 1000 kg benötigt auf ebener Strecke für eine Geschwindigkeit von 30 km pro Stunde etwa 1,6 Kilowattstunden (kWh, Kilo steht wie in

---

[6] Dörrhöfer E (2009) Energie, Arbeit und Leistung beim Menschen. Einheiten, Grundumsatz, Leistungswerte, Verbrennungsgleichung. S. 1 ff., e-Book.

Kilogramm für den Faktor 1000). Für eine Geschwindigkeit von 130 km pro Stunde etwa 25 Kilowattstunden.

Man misst den Grundumsatz heute in der medizinischen Praxis mit Spirometern. Der Atemstrom des Probanden wird gemessen und daraus das Volumen der Atemluft, der Sauerstoffverbrauch und aus beidem schließlich der Grundumsatz selbst ermittelt.[7]

Dabei spielt die Leistungsökonomie die entscheidende Rolle. Es geht nicht allein darum, stärker Gas zu geben und damit die Energiereserven aufzubrauchen, sondern darum, wie das geschieht. Ein Spitzensportler hat seine Bewegungen ökonomisiert, das heißt ausgefeilt, intelligent auf das Minimum reduziert, um mit geringstem Aufwand schnell zu werden.

Dagegen tut sich ein Anfänger mit Grobmotorik als Schwimmer schwer, strengt sich ungeheuer an und kommt doch kaum vorwärts. Das gilt für alle Sportarten. Ein guter Trainer beurteilt seine Sportler an der Art, wie sie ohne Kraftanstrengung im Wasser nach einem Abstoß am Beckenrand oder einem Kraulschwimmzug gleiten oder wie leicht sie laufen, und kann daraus ableiten, welche Zeiten die Sportler bei Förderung noch erreichen können. Wenn die Ökonomie unbefriedigend ist, lohnt sich die Förderung nicht. Im Spitzensport geht es vordergründig nicht darum, welches Potenzial jemand hat, sondern wie er es umsetzt.

Es stellt sich dennoch generell die Frage: Wie viel Lebensenergie haben wir?

Darüber gibt es tatsächlich jüngere interessante Veröffentlichungen. Roland Prinzinger, Stoffwechselphysiologe aus Frankfurt, veröffentlicht in seinem Buch „Das

---

[7] De Marées H (2003) Sportphysiologie. Sportverlag Strauß, Köln, S. 381 ff.

Geheimnis der Lebensenergie"[8] differenziert, dass allen lebenden Organismen eine Grundausstattung von 2500 Kilojoule pro Gramm Körpermasse für das individuelle Leben mitgegeben wird, doch sei es aber noch ein Rätsel, wie die Körperzellen damit haushalten.[9] Über den tatsächlichen Verbrauch dieser Grundausstattung wird deshalb in Kap. 11 noch zu sprechen sein.

Bekannt ist heute, dass der Mensch aus rund hundert Billionen (100 000 000 000 000) Zellen besteht, wobei er in jeder Sekunde sieben Millionen neue Zellen bildet und die verbrauchten Zellen entsorgt. Auf diese Weise erneuert sich der Mensch in etwa sieben Jahren zu 90 %. Das bedeutet, dass er dann ganz neu und unverbraucht ist, und doch altert er stetig. Doch davon später mehr.

In der augenblicklichen Diskussion wird viel mehr über die fernöstlichen Religionen und die Lebensenergie gesprochen, beispielsweise

- Qi (Ch'i; Ki; Gi) im Daoismus,
- Pneuma,
- Prana im Hinduismus und
- Ashé (Aché, Ase, Axé) in der Religion der Yoruba.

Wir finden in jeder Tageszeitung variationsreiche Angebote zur Stärkung und Steigerung unserer Lebensenergie, zum Beispiel mit Mantra-Singen,[10] bestimmten Atemübungen und Handauflegen, wo mit „heilender Energie durch die Hände die Seele berührt wird" (Reiki).

---

[8] Hofmann I, Prinzinger R (1997) Das Geheimnis der Lebensenergie. Campus, Frankfurt.
[9] Hofmann I, Prinzinger R (1997) Das Geheimnis der Lebensenergie. Campus, Frankfurt, S. 47.
[10] Deppe E (2024) Mantra Chanting „Medicine of Song".

Christoph Wilhelm Hufeland sah im 19. Jahrhundert die „Grundursache aller Lebensvorgänge mit dem Selbsterhaltungsprinzip des Organismus, als eine allgemeine Lebenskraft mit weiteren Teilkräften:

- eine erhaltende Kraft,
- eine regenerierende und neubildende Kraft,
- eine besondere Lebenskraft des Blutes,
- eine Nervenkraft,
- eine Kraft, die eine allgemeine Reizfähigkeit des Körpers bewirke, sowie
- eine Kraft, die eine spezifische Reizfähigkeit des Körpers bewirke."[11]

Werner Kieser hat dazu eine präzise Meinung: „Die Menge des Energieverbrauchs ist ein Kriterium für die Lebensdauer eines Organismus. Je mehr Kalorien jemand verbraucht, umso mehr verkürzt er seine Lebensspanne."[12]

Und wie sieht es im Zentralcomputer des Menschen, dem Gehirn aus? Psychische Anstrengung kostet Energie, genau wie physische Beanspruchung. Wir erkennen das daran, dass wir nach einem arbeitsreichen Tag im Büro, ohne körperlich herausgefordert zu sein, total erschöpft und todmüde sein können. Dies umso mehr, je frustrierender die Arbeit war. Das Burn-out-Syndrom schließlich zeigt den Zusammenbruch des Energiesystems an.

Seit 1994 ist bekannt, dass die Nervenzellen über die Astrocyten bei Bedarf eine genau bemessene Energiemenge aus dem Blut erhalten; man nennt diesen aktiven

---

[11] http://de.wikipedia.org/wiki/vis_vitalis.
[12] Kieser W (1977) Die Seele der Muskeln. Walter, Meilen, Schweiz, S. 59.

Vorgang „energy on demand".[13] Das wiederum lässt den Schluss zu, dass der Mensch über ein bestimmtes Energiepotenzial verfügt, welches zwar individuell unterschiedlich sein mag, aber in Gänze der Spezies Mensch mit einem Spielraum von etwa zwei Prozent (wie bei allen unseren Abweichungen, zum Beispiel von gesundheitlichen Relevanzen) doch etwa gleich sein sollte. Und dann müsste es auch für uns möglich sein, ein uns vorbestimmtes Alter zu erreichen.

Welches Alter ist das?

Die früheste Festlegung erfolgte in der Heiligen Schrift. Dort wird zwar von einzelnen Personen ein fantastisches Alter von über 900, ja über 1000 Lebensjahren erwähnt, aber im 1. Buch Mose, Kap. 6 Vers 3 heißt es dann abschließend „Da sagte der Herr: Die Menschen sollen nicht mehr so alt werden, ich werde ihnen meinen Lebensatem nicht für immer geben. Sie lassen sich immer wieder zum Bösen verleiten. Ich werde ihre Lebenszeit auf 120 Jahre begrenzen."[14] Im Buch Prediger Salomo wird bestätigt: „Alles hat seine Zeit: Geboren werden und Sterben."[15]

Und tatsächlich sind die uns bekannten (und wissenschaftlich belegt) ältesten Menschen 122 Jahre (eine Frau) und 124 (ein Mann) alt geworden. Bei der Frau handelte es sich um die im südfranzösischen Arles geborene Jeanne Louise Calment. Interessanterweise rauchte sie bis zu ihrem Lebensende und tat nie etwas, das besonders günstig für ihre Gesundheit gewesen wäre.[16] Wir könnten also

---

[13] Pellerin L, Magistretti PJ (1994) Glutamate uptake into astrocytes stimulates aerobic glycolysis: a mechanism coupling neuronal activity to glucose utilization. PNAS 91:10625–10629.

[14] Hoffnung für alle – Die Bibel. Brunnen, Basel, S. 6.

[15] Hoffnung für alle – Die Bibel. Brunnen, Basel, S. 924.

[16] Zittlau J (2012) Langweiler leben länger. Gütersloher Verlagshaus, S. 150.

120 Jahre alt werden, werden es aber doch nur selten. Weshalb?

Der Lebensstil von Jeanne Louise Calment unterschied sich deutlich von unserem. Sie lebte in Arles und blieb dort bis zu ihrem Lebensende. Sie war nur einmal verheiratet, hatte zwei Kinder (die sie alle überlebte), arbeitete regelmäßig, aber nicht viel. Sie war wohlhabend genug und hätte nicht arbeiten müssen, aber sie tat es dennoch und kümmerte sich um Nachbarn und Hilfsbedürftige. Es gab keine Aufregungen in ihrer Welt. Sie lebte ein ruhiges Leben und hatte mit niemandem Streit. Im Gegenteil, sie war friedfertig. Das Wort Stress war ihr unbekannt. Sie trieb auch keinen Sport und es ist nicht bekannt, ob sie besonders auf ihre Ernährung geachtet hat. Auf ihren Lebensstil trifft die Weisheit „Eile mit Weile" zu. Sie schonte damit ihre Energiepotenziale.[17]

Der bisher älteste Mann der Welt war Carmelo Flores mit 124 Jahren, ein Aymara-Indianer aus Bolivien. Er ist angeblich am 16. Juli 1890 in Frasquia, rund 150 Kilometer nordwestlich von La Paz, geboren und starb dortselbst am 9.6.2014.[18] Der Regierungssekretär der Provinz La Paz, Hilario Callisaya, erklärte, dass sich „Don Carmelo" von Inka-Reis, Anden-Kartoffeln und Skunk-Schmalz ernährte, er immer in seinem Geburtsort lebte, sich nur zu Fuß fortbewegte und alle im Ort kannte. Er fütterte sein Vieh täglich selbst und sagte, dass das Geheimnis seines Alters darin läge, dass er viel Fisch esse und Coca-Blätter kaue.[19] So eine Art Doping fürs lange Leben?

---

[17] S. a. Allard M, Lèbre V, Robine J-M (1998) Jeanne Clament. From Van Goghs Time to Ours. Freeman, New York (enthält u. a. Interviews mit Jeanne Calment).
[18] NTV – Panorama (11.6.2014).
[19] Simon E (17.8.2013) Der älteste Mann der Welt. Deutsche Welle – Journal.

Hier haben wir einen entscheidenden ersten Hinweis auf eine Langlebigkeit. Gleichmäßig, friedfertig und sozial engagiert leben. Ich hörte dazu ein Interview mit Elisabeth Noelle-Neumann, Pionierin der Demoskopie in Deutschland. Sie antwortete darin kurz vor ihrem Lebensende auf die Frage, wie man glücklich wird: „Ein Mensch kann nur glücklich werden, wenn er anderen dient." Sie hat in ihrem Institut als Kommunikationswissenschaftlerin daran geforscht und ist darauf gekommen, dass das soziale Engagement eine wichtige Voraussetzung dafür ist, gesund alt zu werden.[20]

Auch Peter Axt erkennt, dass Langsame länger leben. Er sagt: „Jedes Lebewesen kommt mit einem vollen Energierucksack auf die Welt. Diese Lebensenergie lässt sich in Kalorien pro Gramm Körpergewicht bestimmen. Ist die Energie verbraucht, endet das Leben. Gesundheit und Langlebigkeit sind abhängig von der Geschwindigkeit (der Stoffwechselaktivität), mit der die Lebensenergie verbraucht wird. Mit unserem Lebensstil können wir den Alterungsprozess beeinflussen. Lebensverlängernd wirken Verhaltensweisen, welche die Stoffwechselaktivität bremsen und Kalorien einsparen. Dem dienen: Sport nur in Maßen betreiben, lange Schlafen, warm anziehen und Verzicht auf Genussmittel, die den Energieverbrauch erhöhen."[21]

Und da sind wir nun bei den Schildkröten, Krokodilen, Elefanten, Kolkraben, Hummern, Karpfen, Stören und Walen. Sie sind bekannt für ihre lange Lebenszeit. Sie bewegen sich langsam. Die geringsten Bewegungen macht dabei ausgerechnet das größte Lebewesen, der Wal.

---

[20] Institut für Demoskopie Allensbach (29.6.2005) Braucht man eine Familie, um glücklich zu sein?
[21] Axt P (2007) Vom Glück der Faulheit. Herbig, München, S. 45.

Sein Flossenschlag ist behäbig und rhytmisch. Er schwingt sich gemütlich vom Wasser getragen durch die Weltmeere. Wale werden bis zu 240 Jahre alt!

Sogenannte Hetzjäger wie Hunde oder Wölfe werden in freier Natur etwa zwölf Jahre alt, Lauerjäger wie die Katze bis zu 25 Jahre.[22] Sie sparen ihre Energie und leben länger. Deshalb erstaunt es nicht, dass wilde Tiere im Zoo fast doppel so alt werden wie in der freien Wildbahn. Tierschützer fordern immer wieder, die Tiere freizulassen, aber sie haben es in Gefangenschaft offenbar besser. Warum ist das so?

---

[22] Hofmann I, Prinzinger R (1997) Das Geheimnis der Lebensenergie. Campus, Frankfurt, S. 37.

2

Warum werden Wildtiere im Zoo fast doppelt so alt, wie in der freien Wildbahn?

Die Antwort auf diese Frage ist, dass sie sich nicht mehr behaupten müssen, keinen Stress mehr mit der Futtersuche haben und ausreichend ernährt, versorgt und medizinisch überwacht werden.

These: Wenn der Stress reduziert wird, verlängert sich das Leben

Von Eintagsfliegen wissen wir, dass sie zwar nur zwischen ein und vier Tagen leben, aber doch von der Eiablage bis zum Schlüpfen beziehungsweise Häuten ein ganzes Jahr benötigen.[1] Ihre Lebensenergie reicht also für ein Jahr. Vögel erreichen unterschiedliche Lebensalter.

---

[1] Gleiß H (2003) Die Eintagsfliegen. 2. Aufl. Westarp, Hohenwarsleben, S. 39.

© Der/die Autor(en), exklusiv lizenziert an Springer-Verlag GmbH, DE, ein Teil von Springer Nature 2025
G. von Kunhardt, *Longevity: Ein Leben lang leben,*
https://doi.org/10.1007/978-3-662-69786-3_2

Interessant ist, dass die großen Vögel sehr alt werden können. Der Adler wird im Durchschnitt 20, der Albatros als Vogel mit der größten Spannweite (bis zu 3,5 m) wird über 60 Jahre[2], der Kolkrabe 90 und der Papagei über 100 Jahre. Die Spanne reicht also bei Flugtieren von einem bis zu 100 Jahren.

Jedes erreicht in seiner Art ziemlich genau die jeweils individuell bestimmte Lebenzsiellinie. Erstaunlich, dass sie in der Gefangenschaft bei artgerechter Haltung ihr Alter verdoppeln. Adler werden statt 20 Jahre in der freien Wildbahn, im Zoo 40 Jahre. Das Phänomen lässt sich ebenso auf Raubtiere übertragen. Während Löwen beispielsweise in Freiheit etwa 15 Jahre alt werden, erreichen einzelne Tiere in zoologischen Gärten durchaus ein Alter von 25 Jahren.

Eine Einschränkung muss aber hier doch gemacht werden. Diese Verdopplung des Alters wird hauptsächlich dann erreicht, wenn den im Zoo oder Gehege gehaltenen Tieren eine artgerechte Lebensweise nicht verweigert wird. Tiere müssen sich möglichst frei und wann sie es wollen bewegen können. Wird das verwehrt, wie beispielsweise bei unseren in der Wohnung gehaltenen Haustieren, dann stellen sich exakt die Krankheiten ein, die wir bei uns Menschen als Zivilisationskrankheiten bezeichnen: Krebs, Adipositas, Arthrose, Diabetes, Herzinfarkt usw.

Bei Fischen oder anderen Wasserlebewesen fällt auf, dass sie ohnehin deutlich älter als die meisten Landtiere werden. Der Stör kann 150 Jahre, der Hummer 140, Krokodile bis zu 100 und Wale bis zu 240 Jahre alt werden.[3]

---

[2] Papahānaumokuākea Marine National Monument (Pressemitteilung vom 4.2.2013) World's Oldest Known Wild Bird Hatches Another Chick.
[3] Kiefner R (2002) Wale und Delfine weltweit. Jahr Top Special, Hamburg.

Von Schildkröten wird berichtet, dass die älteste Aldabra-Riesenschildkröte 256 Jahre alt geworden sein soll. Ganz abgefahren klingen Meldungen, wonach die Island-Muschel 410, die älteste Koralle 4000 und als ältestes Tier überhaupt, der Riesenschwamm, sagenhafte 10 000 Jahre erreichen können. Aber wer möchte schon ein Leben lang an einem Fleck festgeklebt sein?

Da werden sich Forscher die Zähne ausbeißen, wenn sie das Alter dieser Tiere in Gefangenschaft testen wollten. Aber immerhin lässt sich doch sagen, dass jene Tiere, die wir in ein oder zwei Lebensgenerationen im Zoo beobachten konnten, tatsächlich älter wurden als draußen in der freien Wildbahn. Das wurde an Fischen untersucht, die nur wenige Jahre zu leben haben.[4]

Die Altersbestimmung von Fischen im Freiland ist dort einfach, wo periodisch wechselnde Klimabedingungen vorliegen, also in den gemäßigten Zonen und in den wechselfeuchten Tropen. Fische dieser Zonen wachsen je nach den sich ändernden Lebensbedingungen unterschiedlich schnell. An den Schuppen, an den Steinen im Gleichgewichtsorgan (Otolithen) und manchmal auch an den Stacheln und den Knochen der Kiemendeckel stellen sich die schnellen Wachstumsphasen als Zuwachszonen dar. Sie ähneln dabei den Jahresringen des Holzes.[5]

Ähnlich verhält es sich bei Bienen. Sie können ein extrem hohes Alter erreichen – wenn sie Königinnen sind! Die Arbeitsbienen, leben nur zwischen sechs Wochen und neun Monaten (Winterbienen). Sie leben, an der Kilometerleistung gemessen, etwa 800 Kilometer. Man spricht

---

[4] Greenhalgh M (2012) Süßwasserfische. BLV, München.
[5] S. a. Reichenbach-Klinke H–H (1970) Grundzüge der Fischkunde. Fischer, Stuttgart.

vom 800-Kilometer-Alter.[6] Nach 800 km ist ihre Energie verbraucht. Faule Bienen leben länger, fleißige kürzer. Es ist mit der Kilometerleistung wie beim Auto.

Sterba (1972) berichtet, dass Aale in zoologischen Gärten fast 100 Jahre gepflegt wurden, ohne dass sie ihre Maximalgröße und ihre Geschlechtsreife erreicht hätten. Nach seinen Angaben werden frei lebende Aale kaum älter als 30 Jahre. Im BLV-Bestimmungsbuch Süßwasserfische liest man dagegen: „Hindert man Aale daran, ins Meer abzuwandern, so können sie 50 Jahre alt werden, also fast doppelt so alt."

Warum das so ist wird erklärlich, wenn wir die Lebensumstände der freien Wildbahn denen in Gefangenschaft gegenüberstellen.

Das Leben in der freien Wildbahn ist wesentlich gefährlicher und anstrengender als in einem Zoo. Allein die Futtersuche gestaltet sich viel langwieriger und schwieriger und die Tiere müssen mit Trockenheit oder Nahrungsmangel zurechtkommen. Hinzu kommt natürlich auch, dass sich Tiere in der freien Natur ihre Reviere erobern und um sie kämpfen müssen und dass sie Feinde, auch Fressfeinde haben, die ihnen die Nahrungssuche erschweren.

Interessant ist, dass nicht die Anführer, sondern die unterlegenen Artgenossen die meisten Stresshormone produzieren. Sich unterlegen fühlende Tiere sind immer auf der Hut, verfolgt, gestoßen, gebissen oder gar getötet zu werden. Sie können nicht ruhig fressen und haben deswegen erheblichen Stress. Das hat der Primatenforscher Robert Sapolsky in Mein Leben als Pavian bereits beschrieben. Jetzt weist der Gesundheitsbericht der Bundesregierung

---

[6] Hofmann I, Prinzinger R (1997) Das Geheimnis der Lebensenergie. Campus, Frankfurt, S. 38.

aus, dass die Zusammenhänge zwischen Status, Bildung, Ernährung, die zur Prävention genutzt werden können, die Lebenserwartung um drei bis vier Jahre verlängert.[7] Das betrifft Menschen wie Dich und mich genauso. Doch davon später mehr.

Sogar Wale und Elefanten, die in ihrem Revier die größten Tiere sind, müssen damit rechnen, dass die Aufzucht ihrer Jungen stets gefährdet ist. Löwen und Tiger fressen junge Elefanten, und Haie und Schwertwale greifen die Jungwale an.

Außerdem ist ihnen der Mensch als Jäger seit ewigen Zeiten immer auf der Fährte, trotz aller Verbote. Isländer und Japaner haben ihre eigenen Gesetze. Kurzum, es gibt genügend Stress im Tierleben. Allerdings fällt auf, dass Tiere, die weniger Feinde als andere haben, langlebiger sind – ein Indiz für weniger Stress. Im Zoo haben die Tiere ein ruhiges Leben mit geregelten Fresszeiten. Sie stehen zudem ständig unter ärztlicher Obhut und werden gepflegt. Gute Gründe, weshalb besonders Raubtiere in zoologischen Gärten wesentlich älter werden.[8]

Wenn gefangene Tiere länger als ihre wilden Verwandten leben, haben wir das Problem, dass Willkür und erzwungene Umstände lebensverlängernd sein können – die Tiere werden sozusagen zum Glück gezwungen. Bei Tieren, die über weitaus weniger Verstand verfügen als wir Menschen, mag das eine gute Methode sein, aber für uns wäre das ein Armutszeugnis.

Der Mensch hat unter seinen mehr als 100 Alleinstellungsmerkmalen einen entscheidenden Unterschied: Er kann Dinge erkennen, beurteilen und Maßnahmen ergrei-

---

[7] Mlynek J (21.9.2006) Die Welt, S. 2.
[8] https://www.vzp.de/2017/01/27/studie-belegt-saeugetiere-leben-laenger-in-zoos/.

fen, die sein Leben planbar und vorhersehbar machen. Er ist also in der Lage, die Dinge selbst zu beeinflussen. Und es ist sehr erstaunlich, dass der Mensch ausgerechnet bei seiner Lebenserwartung diese Kompetenz ungenutzt lässt.

Wenn wir wissen, dass jeder Organismus mit einem bestimmten Energiepotenzial auf die Welt kommt, stellt sich die Aufgabe herauszufinden, wie wir mit unserem Potenzial, unserer Lebensenergie, umgehen. Wir könnten nach neuesten Erkenntnissen sogar bis zu 150 Jahre alt werden.[9] Wenn Mäuse sich ständig vor Katzen, Raubvögeln, Wieseln, Hunden und Eulen fürchten und dadurch ihr Leben verkürzen, können wir nicht für uns präventiv die Gefahren unseres Lebens minimieren? Wir sind die einzigen Kreaturen, die das wirklich können und haben das durch die Jahrmillionen irdischen Lebens bereits auf vielen anderen Gebieten bewiesen.

Beispielsweise haben wir unsere Jagdmethoden ständig verbessert. Statt Faustkeil und Speer, Fallen und Netzen gibt es inzwischen Gewehre und Laserkanonen. Wir bauen Häuser statt Höhlen und haben das Winterfell durch Kleider ersetzt, die gegen Kälte schützen, sodass wir nicht nur in der Arktis, sondern sogar auf dem Mond leben könnten. Wir haben uns immer weiter entwickelt und gegen feindliche Angriffe Abwehrmaßnahmen ergriffen, zuerst Rüstungen geschmiedet, dann Raketenschirme installiert.

Wir sind die einzigen Erdbewohner, die ein medizinisches Versorgungssystem mit Ärzten und Apothekern haben, für (fast) jede Krankheit ein Medikament bereithalten und sogar eine Krankenversicherung besitzen. Trotzdem hat sich der Stress in unserem Leben nicht verringert, er ist eher größer geworden.

---

[9] Austad S (26.1.2006) Lübecker Nachrichten, S. 12.

Im Gegenteil – die WHO (Weltgesundheitsorganisation) registriert in den industrialisierten Ländern der Erde eine zunehmende Angst vor Erkrankungen. Das führt tatsächlich zu einem neuen (abrechnungsfähigen) Krankheitsbild der „generalisierten Angsterkrankung"[10]: Angst vor Partnerschaft, Scheitern der Ehe, Beziehungen aller Art, Angst vor Ansteckungen, vor EHEC, HN14, **HIV, Covid 19, Klima,** vor krebserregenden Handyfrequenzen usw. mit steigender Tendenz.[11]

Unsere Lebensenergie wird aber genau durch diesen größten Energieräuber, den Angststress, begrenzt. Wenn Tiere, die sich stressfrei, langsam, sozusagen in Zeitlupe bewegen und entspannt fressen wie die Grönlandwale, über 200 Jahre alt werden, könnte das auch für uns Bedeutung haben. Wenn Lebewesen, die hektisch und gestresst sind wie Mäuse, die durch die zwangsläufig in diesem Stress erhöhten Konzentrationen von Sauerstoffradikalen wesentlich kürzer leben, muss uns das zu denken geben. Wir reduzieren mit jedem Stress die individuell vorhandene Energie. Und in jeder Körperzelle tickt eine Uhr, die durch Lebensstil, Sonnen- und Mondphasen den Lebensrhythmus beeinflusst.[12] Wie das im Detail das Zellalter betrifft, davon später mehr.

Obwohl noch nicht verstanden ist, was Altern eigentlich bedeutet, trauen Forscher der University of Texas dem Menschen eine Lebenserwartung von ca. 150 Jahren

---

[10] Institut für Qualität und Wirtschaftlichkeit im Gesundheitswesen (IQWiG) 20.11.2023.
[11] Prof. Dr. Gerald Hüther (2011) Eröffnungsvortrag des Hauptstadtkongresses Medizin und Gesundheit, Berlin: „Kein Gesundheitswesen der Welt kann darauf verzichten, dass die Menschen selbst Verantwortung für ihre Gesundheit übernehmen – Anmerkung eines Hirnforschers".
[12] NDR (25.1.2006) Reisen durch die Zeit.

zu. Davon sind wir weit entfernt, aber es zeigt auf, welche Möglichkeiten und offenstehen. Bei Versuchen mit Opossums zeigte sich dasselbe Bild, nämlich dass solche Tiere, die an ständigem Stress aus Angst vor Feinden und Nahrungsmangel leiden, anders altern als solche, die in aller Ruhe fressen. Diese wurden doppelt so alt! Es wiederholt sich das gleiche Schema auf allen Ebenen, auf allen Erdteilen, zu jeder Zeit, bei allen Kreaturen.[13]

Das Manager-Magazin schrieb bereits 1987 über unsere eigene Veröffentlichung Menschen in Bewegung setzen eine längere Abhandlung unter der Überschrift „Langsam Laufen für ein langes Leben". Wie weitsichtig! Die Slowfood-Bewegung erkannte schon früh die gleichen Möglichkeiten und stellt fest: Der Mensch hat einfach mehr davon. Er genießt es, verdaut besser und lebt gesünder! Eine andere ähnliche Bewegung, Citta-Slow, berichtet von Städten mit einer generellen Geschwindigkeitsbegrenzung von signifikant geringeren Unfallzahlen. Also sollten wir erst recht den Mut zur Eile mit Weile aufbringen. Dann ist es möglich, durch die daraus resultierende Stressreduktion das Leben zu verlängern.

Gibt es vielleicht bei uns oder irgendwo in der Welt schon jetzt Beispiele, die das bereits verinnerlicht und umgesetzt haben und deshalb länger und vor allem fröhlicher leben als der Durchschnitt?

---

[13] Austad S (26.1.2006) Lübecker Nachrichten, S. 12.

3

Warum werden Menschen in bestimmten Regionen deutlich älter als in anderen?

Japaner haben unabhängig von der genetischen Determinierung eine höhere Lebenserwartung als wir Mitteleuropäer. Als nach dem Zweiten Weltkrieg 30 000 Okinawesen, die eine über 90 jährige Lebenserwartung hatten, nach Brasilien auswanderten, starben sie an denselben Krankheiten wie die dortigen Einwohner mit im Durchschnitt 76 Jahren. Russen, die in der kältesten Region der Welt (**Oimjakon**), in Sibirien, leben, werden von allen Russen am ältesten. Die ältesten Sizilianer leben im kargen Gebirge und erreichen auch von allen Europäern das höchste Alter. Bei den Abchasen im flachen Land sind oft nur 90- bis 100-Jährige im Stadtrat. Die Hunzas im Karakorum des Himalajas auf 3000 m Höhe sollen sogar 120 Jahre alt werden. Allen ist gleich, dass sie sich täglich ausreichend bewegen, keine Pensionierung kennen und tanzen oder spielen.

These: Es gibt konkrete Bedingungen, die das Altwerden begünstigen

Die Suche nach einer Insel der Jugend und Langlebigkeit hat die Menschheit seit Beginn ihrer schriftlichen Überlieferung (Gilgamesch) beschäftigt. Ponce de León hat das Land der Jugend vergeblich in Florida gesucht, und im 20. Jahrhundert schrieb der Dichter James Hilton über Shangri-La. Das ist ein fiktiver Ort mit paradiesischen Möglichkeiten, der im Himalaya, in Tibet, liegen soll. James Hilton beschreibt darin ein abgelegenes Lama-Kloster, wo die Menschen ein biblisches Alter erreichen. Ihr Lebensstil ist eine Abkehr von der Hast der Zivilisation und weist bereits weitsichtig im Jahr 1933 auf die Stresssymptomatik als lebensverkürzenden Faktor hin.[1]

Die Altersdemografie hat dieses Land noch nicht gefunden. Es müsste ein Land sein, in dem die Lebensbedingungen optimiert sind – eine Art Schlaraffenland. Die urkundlich belegten Altersrekorde aber verteilen sich rund um den Globus, ohne einen einzelnen Landstrich besonders zu bevorzugen. Es gibt allerdings gewisse Indizien, weshalb man in der Provinz Nuoro, Sardinien, auffällig viele 100-Jährige findet (deren Alter auch urkundlich belegt ist), desgleichen in Okinawa sowie in Kyotango, Präfektur Kyoto, Japan. Es gibt weiterhin eine Reihe legendärer und meist sehr abgelegener Landstriche und Ethnien, über deren Altersrekorde berichtet wird, beispielsweise über die Abchasen und die Hunzukc (Hunzas).

Der Veterinär- und Humanmediziner Dr. Joel D. Wallach sprach darüber in seinem Vortrag mit dem Titel „Es gibt wenigstens fünf Kulturen, in denen die Menschen

---

[1] Hilton J (2008) Der verlorene Horizont. Piper, München; engl. Auflage: Hilton J (1934) The lost Horizon.

eine Lebensspanne von 120–140 Jahren haben."[2] Angefangen von den Tibetern, bekannt geworden durch den bereits erwähnten Engländer James Hilton, der darüber 1934 in The lost Horizon geschrieben hat.

Darüber hat er 1937 sogar einen Film gedreht und die älteste Person dokumentiert, einen Dr. Li aus dem tibetisch-chinesischen Grenzgebiet, der im Alter von 150 Jahren ein Zertifikat von der kaiserlichen-chinesischen Regierung bekam, in dem auch bestätigt wurde, dass er 1677 geboren wurde. Fünfzig Jahre später bekam er ein weiteres Zertifikat; und angeblich ist er mit 256 Jahren gestorben.

Als Dr. Li 1932 starb, gab es Berichte über ihn in der London Times und in der New York Times, und es ist die Geschichte des Mannes, der Hilton dazu bewegte, dieses Buch überhaupt zu schreiben. Vielleicht wurde Dr. Li auch nur 200 Jahre alt und nicht 256, aber egal, er wurde jedenfalls uralt. Und das genau ist dokumentiert. Ende der 1960er-Jahre wurde der Film neu gedreht, unter dem Namen Shang h la.[3]

Im Nordwesten von Pakistan findet man das Volk der Hunzas (auch Lahunzas genannt). Die Menschen leben in den Bergen nahe des Himalajas in einer Höhe von 3000 bis 4000 m und wohnen oder besser „existieren" in äußerst ärmlichen Verhältnissen. Sie verfügen über keine Elektrizität, keine Inneninstallation und natürlich auch weder über Krankenhäuser noch Apotheken – und sie kennen auch keine Ärzte. Das hindert sie nicht daran, viel Sport zu treiben. Sie spielen mit 80 Jahren noch eine Art

---

[2] http://members.chello.at/meinewebseite/wallach.htm Kap. 25: 100 Jahre und auch älter.

[3] http://members.chello.at/meinewebseite/wallach.htm Kap. 25: 100 Jahre und auch älter.

Polo auf ihren kleinen Pferden und sogar mit 100 Jahren Volleyball.

Sie leben entschleunigt so etwa nach dem Motto: Eile mit Weile. In einem Wagen des Himalya-Schmalspur-Express nach Darjeeling steht folgender Satz an der Wagonwand: „Slow wird mit vier Buchstaben geschrieben, wie ‚life'. ‚Speed' wird mit fünf Buchstaben geschrieben, wie ‚death'".

Die Hunzas (auch Lahunzas genannt) verwenden ausschließlich Hausmittel, Kräuter oder behelfen sich mit Massagetherapien. Dennoch – oder vielleicht gerade deshalb – sind sie die gesündesten, am längsten lebenden Menschen auf dieser Erde. Auf einer fast lebensfeindlichen Anhöhe wird spärlich Weizen, Roggen, ein wenig Tomaten und Kohl angebaut. Zudem halten die kurzen Erntezeiten die Erträge sehr, sehr gering.

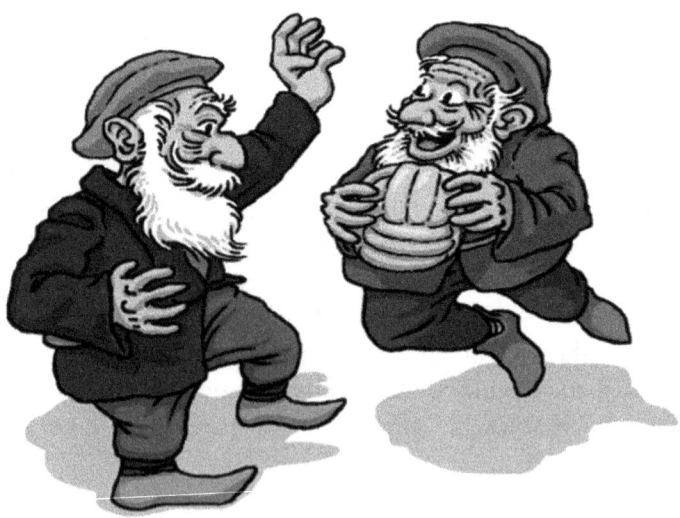

Die einzigen Kohlenhydrate die sie am Tag zu sich nehmen sind kleine Tortillas, weitere Kohlenhydrate fehlen in ihrer Nahrung. Der überwiegende Teil der Nahrung besteht aus dem Fleisch von Ziegen, Lämmern, Hammeln, Kamelen, Ochsen und Hasen. Sie essen auch Hühner und Eier. Milch dient den Hunzas zur Herstellung von Käse und Joghurt. Gekocht wird in Butter.

Noch einmal Dr. Joel D. Wallach: „Die ‚Hunzas', das Volk mit den ältesten Menschen dieser Erde, lebt sozusagen von einer kohlenhydratreduzierten Ernährung."[4] Der Lebensstil ähnelt dem der Menschen im Vilcacamba-Tal in Ecuador sehr. Sie leben, genau wie die Hunzas, in einem Hochtal im Gebirge. Unter ihnen leben im Mittel 26-mal mehr über 90-Jährige als bei den Unterlandbewohnern. Auch sie ernähren sich fettarm und überwiegend vegetarisch. Es gibt kaum dicke Leute.[5] Für mich ist das eine Erklärung dafür, dass sie ein so hohes Alter erreichen.

Das könnte auch für die Russen in Sibirien zutreffen. Die ältesten Russen leben dort, wo es ebenfalls keinen Arzt gibt und wo die Nahrungsaufnahme auch eher einer Mangelernährung gleicht. Sie leben zugleich im kältesten Dorf der Welt, Oimjakon, wo die Temperatur im Januar durchschnittlich –50 Grad Celsius beträgt und das nächste Krankenhaus 800 Kilometer entfernt ist.

Wegen der nur zwei Monate langen Vegetationszeit gibt es kaum Gemüse. Die Menschen ernähren sich vor allem von Pferdefleisch. **Kühe können dort nicht leben.** Und: Sie werden nur sehr selten krank! Ihre liebste Freizeitbeschäftigung.

ist das Tanzen. Sie treffen sich allwöchentlich in großen Wellblechhäuern, trinken Bier, rauchen und tanzen und

---

[4] http://members.chello.at/meinewebseite/wallach.htm Kap. 25: 100 Jahre und auch älter.
[5] Prinzinger R (1996) Das Geheimnis des Alterns. Campus, Frankfurt, S. 268.

machen sich keine Gedanken, ob das gesund oder ungesund ist. Sport oder gar Leistungssport ist ihnen unbekannt.[6]

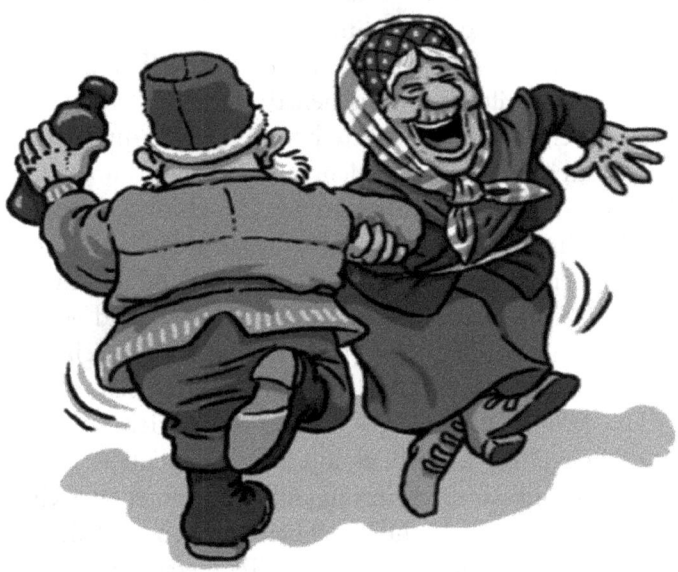

Das Ernährungsverhalten ist nicht unbedingt deckungsgleich mit den Erkenntnissen von den Hunzas. Statt mineralhaltiger Ernährung durch Vielfalt, bescheiden sich die Russen mit einer geradezu kümmerlichen Reduktion des Angebots: Pferdefleisch, Kartoffeln, Gemüse und Schnaps. Deshalb sollten wir nach weiteren Kriterien für das Altwerden suchen. Da ist zum Beispiel der Bericht von den Menschen der südlichsten japanischen Inseln, von Okinawa. Hier sind keine Extreme zu erkennen: keine Kälte, kein Gebirge, keine speziellen Früchte oder Bergkristallwasser.

---

[6] Born M (20.1.2007) Die Welt, S. R1.

Trotzdem ist Okinawa reich an über 100-Jährigen. Ähnlich wie bei den Hunzas und Oimjakon-Russen gibt es auch hier das bei uns so gefürchtete Rentenproblem nicht, denn man kennt keinen Ruhestand. Ebenso gibt es kaum Herzkreislaufkranke, die Krebsrate zählt zu den niedrigsten auf der Welt, Alzheimer ist äußerstselten.

Das Geheimnis des Altwerdens soll auf Okinawa aber doch in der Ernährung liegen (achtmal am Tag in kleinen Portionen Gemüse, Hülsenfrüchte, Sojabohnen, Fisch, ab und zu Schweinefleisch und ein Schlückchen Reiswein). Die Einwohner essen aber nur, bis der Magen zu 80 % gefüllt ist. Dadurch sind sie über den ganzen Tag präsent. Es ist nicht bekannt, ob sie einen Mittagsschlaf halten.

Das ist bei uns anders. Wir essen nur dreimal am Tag und dann immer ordentlich. Der Blutzucker sackt jedesmal in den Keller, wir werden müde und haben eine entsprechend unregelmäßige Leistungskurve.

Die Okinawesen spielen auch viel zum Beispiel Torball, eine Art Croquet. Sie zeichnen sich durch geistige und körperliche Beweglichkeit und eine tiefe Spiritualität aus.[7] Und sie tanzen zur traditionellen Volksmusik. Dr. B. J. Willcox, Alternsmediziner kommentiert: „Ich habe noch nie eine Gegend gesehen, wo die Menschen so oft tanzen."[8] Das erinnert an die oben erwähnten Russen. Aufhorchen lässt Folgendes: Der Vergleich mit einer Referenzgruppe ausgewanderter Okinawesen in Brasilien ergab, dass diese wegen der dortigen Lebensgewohnheiten im Durchschnitt 17 Jahre früher starben als die Menschen, die auf.

Okinawa geblieben waren.[9]

---

[7] Die fidelen Hundertjährigen (13.06.2006) Spiegel Spezial 4/2006.
[8] Die fidelen Hundertjährigen (13.06.2006) Spiegel Spezial 4/2006.
[9] Taira K (2004) Ärztliche Praxis – Gesundheitszeitung. 3:2.

Einmal ist es also die spezielle Ernährung, dann wieder ein ganz bestimmtes Bewegungsverhalten: das Tanzen. Sollte das der Grund ihrer Langlebigkeit sein? Was aber ist mit dem Hinweis auf die Auswanderungsgruppe. Offenbar haben die ausgewanderten Japaner in Brasilien andere Lebensbedingungen vorgefunden. Ihre Traditionen gingen in denen der Brasilianer auf. In Brasilien geht es viel lauter zu, als die Japaner es von ihrer ursprünglichen Heimat gewohnt waren. Und natürlich haben sie ihre Ernährungsgewohnheiten angepasst.

Die Brasilianer tanzen auch, aber lärmenden Samba statt den ge-sitteten und alten Traditionen folgenden Volkstanz. Offenbar lebten die ausgewanderten Japaner dort schneller, hektischer und mit völlig anderem Selbstverständnis als in ihrer ruhigen eigenen und alten Kultur. Sie mussten sich assimilieren, um in der neuen Heimat nicht unterzugehen. Wahrscheinlich ist das der Grund für ihre verkürzte Lebenszeit.

Sardinien hat einen Landstrich der Langlebigen und gilt als Zentrum der europäischen Methusalems. Vor kurzem starb dort der laut Guinness-Buch älteste Mensch Europas – Antonio Todde – mit 113 Jahren. Von ihm wird berichtet, dass er es liebte, sich mit Bekannten und Besuchern im Armdrücken zu messen. Als Grund für die Langlebigkeit der Sarden werden genannt: eine intakte Umwelt, ein stressarmes Leben, ein stabiler Familienverband und nur mäßige körperliche Aktivität.

Dort wird auch das ziellose langsame Umherlaufen zur Entspannung als „passeggiata" bezeichnet. Die „passeggiata" ist eine traditionelle abendliche Aktivität, bei der Menschen gemächlich durch die Straßen ihrer Stadt oder ihres Dorfes schlendern, oft nach dem Abendessen. Diese Gewohnheit fördert die soziale Interaktion und das Gemeinschaftsgefühl, indem die Leute Freunde und Bekannte treffen, sich unterhalten und den Tag entspannt ausklingen lassen. Das fördert einerseits den Kreislauf, spart aber Lebensenergie.[10]

Von den Georgiern, Armeniern, Abchasen und Aserbaidschanern wissen wir, dass sie überdurchschnittlich alt werden und dass es Dörfer und Städte gibt, in denen 100-Jährige den Rat der Kommune dominieren und noch voll in der Verantwortung stehen. Es wird werbewirksam behauptet, dass ihre Langlebigkeit mit dem Verzehr von Zwiebeln und Knoblauch zusammenhängt – Aussagen, die die Wirtschaft dort ankurbeln.

Knoblauchpräparate haben tatsächlich günstige pharmakologische Wirkungen: Sie senken den Blutdruck, den Cholesterinspiegel, beeinflussen die Gerinnungsfähigkeit des Blutes positiv (verhindern Thrombosen), wirken entzündungshemmend, sind auch gegen Pilze wirksam und haben einen günstigen Einfluss auf koronare Herzkrankheiten.[11] Wahrscheinlich hilft auch der dort täglich konsumierte Kefir und der Joghurt.

Ob die Altersangaben übertrieben sind, wie immer vermutet wird, weil sich die Geburtsangaben aufgrund mangelnder amtlicher Nachweise schlecht überprüfen lassen oder es die Alten selbst nicht so genau wissen, sei dahin gestellt. In einem Punkt aber sind die Menschen bemerkenswert: Sie arbeiten konstant, aber nie zu schwer. Alte Menschen werden dort ernst genommen und hoch geachtet. Man hört auf sie, fragt sie um Rat. Und sie werden nicht wie bei uns ins Altersheim abgeschoben. Sie werden ein Leben lang gebraucht! Das hält sie fit und lässt sie gesund alt werden.

Die ARD strahlte im Spartensender Arte im Rahmen eines Themenabends einen interessanten Film über Grie-

---

[10] Wikipedia https://de.wiktionary.org › wiki › passeggiata, 27.5.2024.
[11] Prinzinger R (1996) Das Geheimnis des Alterns. Campus, Frankfurt, S. 371.

chenland und insbesondere über die in der Ägäis liegende Insel Ikaria aus.[12] Eingeleitet wurde er mit dem Hinweis, dass dort die Lebenserwartung die höchste von Griechenland sei. Dort sollen 100 Lebensjahre keine Seltenheit sein. Im Durchschnitt leben die Menschen dort zehn Jahre länger als im übrigen Griechenland. Französische Wissenschaftler untersuchen derzeit, warum die Menschen hier so alt und außerdem so zufrieden sind. Die Chance 100 Jahre alt zu werden, ist hier zehnmal größer als anderswo.

Die Gründe dafür wurden auch gezeigt: Die Insulaner sind ein glückliches Volk, freuen sich am Leben und strahlen Zufriedenheit aus. Solidarische Nachbarschaftshilfe ist selbstverständlich. Einer hilft dem anderen als Lebensstrategie. Teilen ist bei ihnen selbstverständlich. Ihr Leitgedanke ist: Warum soll es dem anderen schlechter gehen als mir selbst?

Jeder macht mit in einer Art unausgesprochener Kooperative. Hier wird ein besonderer gesellschaftlicher Umgang miteinander gepflegt. Ein hoher Gemeinschaftssinn ist die Grundlage des Zusammenlebens und das Lebensmotto lautet: Alles selbst machen, um für den Ernstfall kompetent zu sein. Niemand ist spezialisiert, jeder macht alles und man kommt auch ohne viel eigenes Land aus.

Sie kennen keinen Acht-Stunden-Tag und haben es sich zur Gewohnheit gemacht, ohne Geld zu leben. Die Oberflächlichkeiten unseres modernen Lebens sind ihnen fremd, sie lehnen sie ab. So sind sie Selbstversorger mit Gemüse, Honig, Oliven, Ziegenfleisch und betreiben einen florierenden Tauschhandel: Mieterlass bei Mithilfe im Garten.

Ihr Rhythmus unterscheidet sich allerdings vollkommen von dem der vorher beschriebenen alten Menschen.

---

[12] Dayandas N (15.8.2013) Little Land. Dokumentation ARTE. Frankreich/Griechenland.

Die Bewohner von Ikaria schlafen morgens lange und sind vor zehn Uhr nicht auf der Straße zu sehen. Über Mittag halten sie Ruhe und sie wachen erst am Abend richtig auf. Auch die Geschäfte sind nachts geöffnet und schließen in den frühen Morgenstunden. Aber das ist eben ihr eigener Rhythmus und an dem halten sie eisern fest.

Sie tanzen oft. Sirtaki ist ihr Gesellschaftstanz, bei dem man sich an den Händen fasst oder auch alleine seine Schritte variationsreich setzt. Sie finden es schön, wenn man arbeitet, und es ist ihnen gleich, was sie arbeiten. Jede Arbeit ist sinnvoll. Ihre wirtschaftliche Unabhängigkeit ist der Schlüssel zur heiteren Gelassenheit – Bedürfnislosigkeit und Einfachheit in der Erkenntnis: Wenn man nicht viel hat, kann man nicht viel verlieren.

Sie bemühen sich bewusst um Gelassenheit, tanzen oft und rauchen viel. Sie rauchen aber nicht aus Stress, sondern weil es dazugehört, und sie kompensieren die Schadstoffe durch viel Bewegung.[13] Sie arbeiten hart und besitzen wenig. Ihre Merkmale sind: Geselligkeit, Aufgeschlossenheit, Gegenseitigkeit. Man bekommt was man braucht, nicht was man will!

In dem Bestseller „Mind over Medicine" in der New York Times schreibt Dr. Lissa Rankin über diese griechische Insel Ikaria, dass die Menschen dort „vergessen" zu sterben. Sie berichtet über den Fall des Stamatis Moraitis, der in den USA lebte und mit einer Lungenkrebserkrankung konfrontiert wurde. Man gab ihm noch neun Monate zu leben. Er überlegte, ob er den Rat des Arztes, sich einer aggressiven Chemotherapie auszusetzen, die sein Leben verlängern aber nicht retten würde, annehmen sollte.

---

[13] S. a. von Kunhardt G (1988) Rauchen ist gesünder als sich nicht zu bewegen. Selbstverlag, Köln.

Er entschied sich, nach Hause auf seine Heimatinsel Ikaria zu fliegen. Er zog dort zu seinen Eltern auf ein kleines Weingut und bereitete sich auf seinen Tod vor. Er ging wieder in seine alte Kirche, traf sich mit seinen Freunden, trank Wein, wie früher. Er pflanzte Gemüse in der Erwartung, die Ernte nicht mehr zu erleben, genoss die salzige Luft und die Liebe mit seiner Frau.

Sechs Monate vergingen. Er starb nicht, sondern fühlte sich sogar besser. So begann er auf dem Weingut mitzuarbeiten, machte sich im Dorf nützlich und spielte Domino mit seinen Freunden. 25 Jahre(!) später, flog Stamatis in die USA zurück, um seine Ärzte zu befragen, wie das kommen konnte. Aber seine Ärzte waren alle tot! Am 3.2.2013 starb er mit 98 Jahren.[14] Dr. Lissa Rankin hat ihn vorher noch befragt und macht nun folgende Vorschläge für ein langes und gesundes Leben:

- Schlafe und mache Pausen
- Hör auf, dich zu sorgen zu spät zu kommen
- Pflanze in deinem Garten, dünge und iss seine Früchte
- Verliere nie das Gefühl für Sinn und Zweck des Lebens
- Bleib dran – habe Sex
- Nimm täglich ein Placebo, zum Beispiel einen Löffel Honig (weil er gesund halten soll)
- Erklimme zwei Hügel am Tag (Ikaria ist hügelig)
- Tue etwas, um dazuzugehören
- Gehe in die Kirche, den Tempel oder die Moschee
- Umgib dich mit Leuten, die genauso denken[15]

---

[14] Gregori P, The Man Who Forgot to Die, pappapost, 3.2.2020.
[15] Rankin L (2013) Mind over Medicine – Scientific Proof you can heal yourself. Hay House, Carlsbad, CA.

Fassen wir also die Indizien für eine Langlebigkeit zusammen:

- Arbeiten bis zum Lebensende
- In Bewegung bleiben
- Tanzen
- Spielen
- Gesellig bleiben
- Wenig essen
- Fisch essen
- Mineralreich essen
- Standorttreu bleiben
- Verantwortung übernehmen
- Sich sozial engagieren
- Friedfertig sein
- Langsam leben[16]

Bei der Frage nach regionalen Besonderheiten denkt man sicher auch, dass die Ernährung eine große Rolle spielt. Sie ist jedoch offenbar von geringerer Bedeutung als bisher angenommen, wenn man davon absieht, dass es tatsächlich regionale Verhaltensunterschiede gibt. Ob in der Kälte Sibiriens, hoch oben im Gebirge des Himalayas oder tief unten auf der Insel Okinawa oder in der Hitze Sardiniens, man kann überall auf der Welt 100 Jahre alt werden.

Und dann noch etwas: Es wird heute bei Gesundheitsproblemen schnell entschuldigend angeführt, dass es hauptsächlich von den Genen abhängt, ob man krank wird oder nicht, und auch dass die Langlebigkeit von den dafür entscheidenden Genen abhängt. Der amerikanische

---

[16]Termine absagen, beim Essen keine Zeitung lesen, spazieren statt eilen…

Neurologe Sebastian Seung, Leiter der Abteilung Brain and Cognitive Sciences des MIT und Chef von bald 20 hochtalentierten Wissenschaftlern der verschiedensten Disziplinen, ist da völlig anderer Meinung: „Wir sind nicht durch unsere Gene determiniert, sondern können uns ständig neu formen."[17]

Er glaubt nicht an ein unabänderliches Schicksal in Abhängigkeit von unseren Genen, wie es vor ihm der Nobelpreisträger James Watson formuliert hat, im Gegenteil. Er versucht in Vorträgen und Seminaren seinem Publikum eindringlich klar zu machen, dass wir selbst unser Schicksal in der Hand haben. „Ich bin nicht meine Gene." Seung macht es offenbar großen Spaß, seine Zuhörer zu verblüffen. Seine Idee lautet: „Ich bin mein Konnektom."

Und er erklärt das wie folgt. „So wie die Summe aller Gene eines Lebewesens dessen Genom darstellt, entspricht das Konnektom der Summe aller Verbindungen zwischen dessen Nervenzellen. Sie definieren [davon ist Seung fest überzeugt] die menschliche Persönlichkeit mit all ihren Eigenheiten, Stärken wie Schwächen. Ich bin mein Konnektom, also definiert mein Konnektom mein ‚Ich'."[18] Und damit bin ich der Direktor meines Lebens, meiner Lebensart und in der Lage, meine Zukunft gestalterisch zu steuern. Das betrifft selbstverständlich auch die Initiative für meine Vitalität, Gesundheit, Lebensfreude und Lebensdauer.

Die Art und Weise, wie wir leben, ist offensichtlich wichtiger, als sich nur auf eine gesunde Ernährung zu konzentrieren. Die Hände in den Schoß legen und abwarten,

---

[17] Seung S (1.8.2013) Die Zeit, S. 28.
[18] Boehringer Ingelheim Fonds (1/2011) Gene? Neurone? Licht? ... und Action. Futura 26.

was kommt, ist zu wenig, denn Bequemlichkeit lässt alt werden. Das hat Marcus Tullius Cicero, Rom, schon 40 vor Christus festgestellt: „Vor nichts muss sich das Alter mehr hüten, als sich der Lässigkeit und der Untätigkeit zu ergeben."

Altersforscher Rembrand Scholz vom Max-Planck-Institut für demografische Forschung in Rostock nennt neben der Regionalität langlebiger Menschen in Deutschland den Grund, warum die Methusalems im Norden Deutschlands leben: Je weniger sie umgezogen sind, umso länger leben sie. Die Entfernung zwischen Geburts- und Sterbeort der meisten über 100-Jährigen beträgt weniger als 25 Kilometer. Bleibe zu Hause und ernähre dich redlich.

Der Kieler Wissenschaftler Almut Nebel äußert sich abschließend: „Beruhigend für alle ist, dass wir es zu 75 % selbst in der Hand haben, ob wir alt werden oder nicht."[19] Deshalb ist es für unsere Überlegungen weniger interessant, sich mit regionalen Unterschieden als vielmehr mit den Besonderheiten alter Menschen zu befassen.

---

[19] Ostholsteiner Anzeiger (27.7.2013) S. 9.

4

Was sind die Merkmale alter Menschen?

Der älteste Mensch unserer Zeit war der 124 Jahre alte Carmelo Flores aus Bolivien. Die älteste Frau der Welt, Jeanne Calment, wurde 122. Er wie auch sie führten ein ereignisloses Leben ohne Aufregungen. Sie lebten wie Immanuel Kant, Pablo Picasso, Max Liebermann, Johann Strauss, Johannes Heesters, Arthur Schopenhauer, Gottfried-Wilhelm Leibnitz, François-Marie Voltaire, Bertrand Russell und Martin Heidegger einen ganz bestimmten Lebensstil, nämlich rhythmisch und gelassen, und haben nie mit dem Lernen aufgehört. Sie wurden alle überdurchschnittlich alt.

These: Disziplin, Zuverlässigkeit, Konsequenz und Macht der Gewohnheit verlängern das Leben

Hier muss noch einmal auf den bisher ältesten Menschen unserer Zeit verwiesen werden. Die Deutsche Presseagentur meldete am 17.8.2013, dass der damals älteste noch lebende Mensch mit 124 Jahren ein Indianer namens Carmelo Flores vom Volksstamm der Aymara in Bolivien gewesen sein soll. Er ist am 16.7.1890 in Frasquia, 150 Kilometer nordwestlich von La Paz in den Anden auf 4000 m Höhe zur Welt gekommen und war, abgesehen von altersbedingten Einbußen beim Hören und Gehen, zum Ende seines Lebens noch sehr gesund, so der dortige Regierungssekretär Hilario Callisaya.[1]

Besonderes Merkmal des mit Geburtsurkunde und urkundlich bestätigtem Ausweis ältesten Menschen der Welt ist, dass er seinen Wohnort nie verlassen hat. Er hat sich ausschließlich zu Fuß fortbewegt und so ernährt, wie es die Gebirgslage erlaubte. Er selbst meint, er habe sein hohes Alter dem Stinktierschmalz zu verdanken, das er gelegentlich als Brotaufstrich verwende.

Immanuel Kant beschränkte sich sein Leben lang auf Königsberg und verzichtete völlig auf Reisen. Universitäten wie die von Erlangen, Jena, Halle und andere Kollegien hätten den schärfsten Verstand dieses ganz dem Verstand huldigenden Jahrhundert, dem siècle des lumières, gerne auf ihrer Lehrkanzel gesehen. Kant jedoch lehnte wiederholt Berufungen in andere Städte ab,

---

[1] Die Welt, Panorama, 16.08.2013.

selbst wenn sie mit den dreifachen Bezügen verbunden waren und blieb in Königsberg, bis er dort für damalige Verhältnisse hoch betagt mit fast 80 Jahren in seinem Bett starb.

Von ihm wird berichtet, dass er die Einteilung seines Tages einem eisernen Zeitdiktat unterworfen hatte. Er stand immer zur gleichen Zeit um fünf Uhr früh auf, hielt seine Vorlesungen um acht Uhr und ging danach in ein Kaffeehaus, wo er Billard spielte, Tee trank, sich unterhielt und Zeitungen las. Er blieb ledig und wurde von seiner Schwester versorgt.

Das Mittagessen Punkt ein Uhr nahm er nie allein, sondern immer in einer von ihm zusammengestellten Tischgemeinschaft ein, wo er sich angeregt unterhielt. Diese Essen dauerten lange, manchmal bis fünf Uhr nachmittags. Es gab Fleisch, Wurst, Wein, niemals jedoch Bier. Kant hielt Bier für schädlich und jeder wusste, dass er spätestens um sieben Uhr abends jeden Gast hinauskomplimentierte.

Kant rauchte gern, trank eine Flasche Wein am Tag und ging früh zu Bett. Sein Tagesrhythmus war so legendär, dass die Königsberger die Uhr nach ihm stellen konnten. Das herausragende Merkmal aber war seine Gelassenheit. Nichts konnte ihn aus der Ruhe bringen, denn er war überzeugt, dass er das Richtige tat. Das Phänomen „Stress" war ihm unbekannt.

Pablo Picasso lebte dagegen seine sexuellen Leidenschaften mit mehreren Frauen aus und war innovativer Impulsgeber. Dennoch war er trotz seiner Kreativität im Alltag äußerst penibel und strukturierte sein Leben durch Rituale. Er war hoch diszipliniert und konzentriert bei seiner Malerei und hat bis zum Ende seines relativ hohen Alters mit 92 Jahren unentwegt gearbeitet. Insgesamt hat er über 10 000 Werke angefertigt. Bei ihm war es der Ordnungssinn, der ihm in seiner Genialität Kraft sparte. Alles hatte seinen Platz und er wurde sehr ungehalten, wenn jemand seine Ordnung störte.²

Max Liebermann wurde nur 88 Jahre alt. Was heißt hier nur? Für seine Zeit war das ein biblisches Alter. Auch er hatte Eigenschaften, die zum Typus langlebiger Menschen passen. Er war viel auf Reisen aber er folgte doch einer bestimmten Routine, in dem er jedes Jahr regelmäßig zu sogenannten Sommerreisen nach Holland fuhr. Seinen Alltag organisierte er ebenso ritualisiert. Um zehn Uhr ging er in sein Atelier, um sechs Uhr abends kam er nach Hause.

Er sagte über sich selbst: „Ich bin in meinen Lebensgewohnheiten ein vollkommener Bourgeois. Ich esse, trinke, schlafe, gehe spazieren und arbeite mit der Regelmäßigkeit einer Turmuhr."³ Dass er nicht noch älter wurde, lag daran, dass er als Jude diskriminiert und aller Ämter enthoben worden war. Dieser Stress hat ihm letztlich alle schöpferischen Kräfte und alle Lebensenergie entzogen.

Auch Richard Strauss wurde für damalige Verhältnisse mit 85 Jahren sehr alt. Wie Liebermann gestaltete er sein Leben systematisch. Im Frühjahr und Sommer komponierte er, in den dunklen Jahreszeiten dirigierte er. Mit der Präzision eines Uhrwerks war sein Tag geordnet. Er ging täglich zweimal(!) bei jedem Wetter spazieren. Im Mittelpunkt stand seine Arbeit – von ihm.

gibt es über 250 Musikwerke, darunter 61 für große Orchester. Und er rauchte. Aber er bewegte sich viel und spielte Skat. Fazit: Er strukturierte seinen Alltag mit großer Disziplin. Er arbeitete konsequent, er spielte, er bewegte sich viel und lebte rhythmisch.

Auch Heesters, Schopenhauer, Leibniz, Voltaire, Russell und Heidegger hatten alle einen eigenen, ganz bestimm-

---

² Zittlau J (2012) Langweiler leben länger. Gütersloher Verlagshaus, S. 30.
³ Zittlau J (2012) Langweiler leben länger. Gütersloher Verlagshaus, S. 30.

4 Was sind die Merkmale alter Menschen?

ten Lebensrhythmus. Am Beispiel von Johannes Heesters, der mit 108 Jahren der Älteste von allen wurde, wird deutlich, was gemeint ist. Er war hoch diszipliniert und trat mit 106 Jahren noch öffentlich als singender und tanzender Künstler auf. Er sagte: „Alt wird man nur, wenn man sich gehen lässt." Noch als über 100-Jähriger besuchte er wöchentlich zweimal ein Fitnessstudio, um sich fit zu halten. Übrigens war auch er ein starker Raucher (Abb. 4.1).

Auch Konrad Thurano, der bis 2007 weltweit älteste aktive Artist, übte selbst als 96-Jähriger jeden Tag vormittags zwei Stunden das, was er abends im Varieté oder im Fernsehen zeigte. Dabei war das, was er darbot, stets das Gleiche. Aber es war unend-lich komisch und das Publikum hat ihn geliebt. Ich konnte ihn 2005 kurz vor seinem Tod noch in Hamburg im Dinnerzirkus Hagenbeck als 96-Jährigen interviewen und ihn nach seiner Fitness im hohen Alter befragen. Er antwortete:

„Ich halte mich jeden Tag mit einem kleinen Training fit. Dafür kann ich

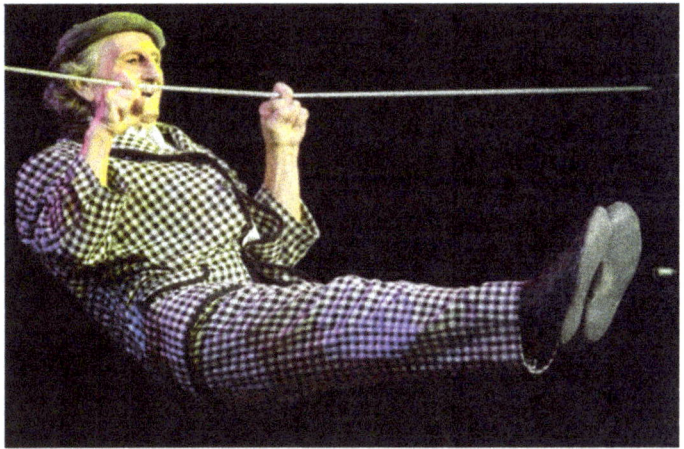

Abb. 4.1 Konrad Thurano. (© picture-alliance/dpa)

1. länger und weiter als andere gehen,
2. schneller gehen,
3. die Straße schneller überqueren,
4. mehr Treppenstufen steigen,
5. Treppen schneller steigen,
6. selbständig von Stuhl oder Toilette aufstehen,
7. selbständig die Badewanne verlassen,
8. schwere Taschen nach Hause tragen,
9. schmerzfrei die Gelenke bewegen,
10. mich selbständig An- und Ausziehen,
11. ich stürze weniger schnell,
12. ich bin zufrieden,
13. ich bleibe geistig fit und
14. lebe schon lange länger als mein Vater.

„Das kann jeder, der es will!"

An seinem Verhalten wird ein beispielhaftes Muster deutlich: Disziplin und Rhythmus. Das Geheimnis seiner vitalen Langlebigkeit ist darin zu suchen, dass er sich ganz bewusst einer Selbstdisziplinierung unterwarf, um gesund alt zu werden. Er stand morgens, wie die vorher Genannten, immer zur gleichen Zeit auf, trainierte jeden Tag und hielt regelmäßig einen Mittagsschlaf, um sich für die Abendvorstellungen fit zu halten. Er wollte so lange es geht selbstbestimmt leben. Und das ist ihm auch gelungen. Er starb mit 98 Jahren in Dänemark im Kreise seiner Familie, wie es im biblischen Buch Hiob heißt: nach einem reichen und erfülltem Leben „lebenssatt".[4]

---

[4] Luther Bibel, Buch Hiob 42,17.

4 Was sind die Merkmale alter Menschen?

„Keine Bewegung ist mein Todesurteil", so der berühmte Dirigent Kurt Masur auf die Frage des Redakteurs des NDR, ob er denn nicht im 81. Lebensjahr so langsam ans Aufhören denke. „Ich denke nicht ans Aufhören. Das täte meinem Körper nicht gut und käme einem Todesurteil gleich!"[5] Musiker, besonders Dirigenten und Klavierspieler, werden oft überdurchschnittlich alt.

Artur Rubinstein wurde 95 Jahre, Otto Klemperer 88, Rafael Kubelik 82, Bernhard Paumgartner 84, Ljerko Spiller 100, Richard Strauss 88, Herbert von Karajan 81, Otto Zurmühle 80, Günter Wand 90, Wilhelm Backhaus 85, Gaby Casadesus 98, Udo Dammert 99, Ernst von Dohnányi 83, Ilona Eibenschütz 95, Vladimir Horowitz 85, Wilhelm Kempff 96 – Dirigieren und Musizieren ist nur mit rhythmischen und harmonischen Bewegungen möglich.

Die Beispiele lassen sich fortsetzen. Sie geben uns eine Vielzahl von Hinweisen auf ein Leben, das unseren Wunsch nach Selbständigkeit bis ins hohe Alter möglich werden lässt. Dies sind der Wille zur Gelassenheit, Friedfertigkeit, Selbstdisziplin, zu einem rhythmisch gleichförmigen Leben, alles zu essen, was Spaß macht, und ein soziales Engagement. Allen Alten ist überdies gemeinsam, dass sie sich regelmäßig und viel, allerdings ohne große Anstrengung, eher spielerisch bewegen.

Und sie gingen allesamt nie in Rente! Das steht im Gegensatz zu dem französischen Philosophen René Descartes, der als einziges Ziel der Medizin die Lebensverlängerung sah, sich selbst aber nur wenig bewegte und lieber den ganzen Tag im Bett als im Freien verbrachte. Er wurde nur

---

[5] NDR-Kultur (4.10.2006).

53 Jahre alt.[6] Dort Bewegungsfreude, hier Bewegungsscheu …

In gewisser Weise ist das Geheimnis des Altwerdens nur ein unaufgeregtes Leben. Unser Wunsch, stets etwas Neues zu erleben, in ferne Länder reisen, Spaß und Spiele im Fernsehen oder der Realität zu erleben, oft mit dem Gefühl, etwas verpasst zu haben, der ist bei den Alten nicht zu erkennen.

Mit Ausnahme von Johannes Heesters, der ins Fitnesscenter ging, hat keiner von ihnen Sport getrieben. Sie haben sich samt und sonders nur moderat bewegt. Das aber sehr regelmäßig! Die alte Weisheit des Sokrates „Gehen ist die beste Medizin" hat sich bis heute als richtig erwiesen. Man muss sich fragen, warum die Menschen heute glauben, dass sie mit einem Marathon, Triathlon, Biathlon usw. gesund bleiben und alt werden könnten! Geradezu paradox sind Marathonläufe für Ärzte und Apotheker.

Eine seriöse finnische Studie, die über einen Zeitraum von 45 Jahren die Lebenserwartung von Spitzenathleten im Cross-Country, Skilang- und Marathonlaufen ermittelte, kam auf das ernüchternde Ergebnis, dass die Lebenserwartung der Sportler nur 69,9 Jahre betrug, im Gegensatz zu den übrigen Finnen (inklusive Alkoholikern, Diabetikern, Krebskranken, eben ganz normalen Durchschnittsbürgern), die auf immerhin 76,5 Lebensjahre ohne besonderen Sport kamen.[7]

Der Psychiater Manfred Spitzer schreibt in seinem Beitrag „Schlau, verlässlich und – gesund", dass die Zuverlässigen diejenigen sind, die 100 Jahre alt werden.

---

[6] Zittlau J (2012) Langweiler leben länger. Gütersloher Verlagshaus, S. 34.
[7] Sarna S, Kaprio J (1994) Sports Med 17:149–151.

Von allen Persönlichkeitsmerkmalen sei dies der entscheidende Punkt zu einem langen Leben. Mit Zuverlässigkeit wird man uralt.[8]

Es ist also nicht der so hochgelobte Sport, der uns gesund alt werden lässt, sondern Disziplin, Zuverlässigkeit, Konsequenz und Macht der Gewohnheit.

---

[8] Spitzer M (2009) Geist & Gehirn: Schlau, verlässlich und – gesund. Nervenheilkunde 28:147–149.

5

Was unterscheidet Früh- von Spätsterbenden?

Das Statistische Bundesamt berichtet, dass es etwa 23.500 Menschen gibt, die mindestens 100 Jahre alt sind.[1] In 100 Jahren sollen es bereits acht Millionen sein! In allen Lebensläufen dieser Menschen fällt die Gleichmäßigkeit auf – rhythmisch, zuverlässig, diszipliniert. Sie blieben am Ort ihrer Geburt, jedenfalls ist Unruhe fremd in ihrer Biografie. Sie lebten nach der Erkenntnis des Pythagoras „Mäßigkeit macht die Seele stark, Selbstbeherrschung erleuchtet sie" (Pythagoras von Samos 570–500 vor Christus).

---

[1] Stat. Bundesamt (Destatis), 2021.

These: Ein gleichmäßiger Lebensrhythmus spart Lebensenergien

Interessant ist, dass sich die Lebenserwartung weltweit erhöht, nicht aber das Höchstalter. Roland Prinzinger hat ermittelt, dass der Mensch 120 Jahre alt werden kann, von wenigen Ausnahmen wie oben beschrieben mal abgesehen. Der Segen von verbesserten Lebensbedingungen mit effektiverer Unfallversorgung, Notfallmedizin, Nahrungsversorgung, Hygiene und ein nachlassender bzw. fehlender Feinddruck haben dazu geführt, dass immer mehr Menschen älter werden.[2]

Deshalb ist die stereotype Antwort auf die Frage nach dem Unterschied zwischen Alt und Jung „Die Gene sind es" eine Ausrede.

Die genetische Disposition entscheidet, ob ich dick werde, Diabetes bekomme oder Krebs. Und natürlich auch das Alter. Ich habe schon in Kap. 3 auf die Erkenntnisse des Neurologen Sebastian Seung mit seinem 20 Mann starken und hoch qualifizierten Wissenschaftsteam hingewiesen. Er hat herausgefunden, dass dem so eben doch nicht ist. Der immer häufigere Hinweis auf die genetisch bedingte Auswegslosigkeit eigenen Handelns ist nur ein Alibi für den Unwillen oder die Bequemlichkeit, selbst zu handeln.

Selbst wenn eine bestimmte genetische Disposition vorliegt, kann ich diese dank meines Verstandes und meines Selbstbewusstseins beeinflussen. Ich muss nicht zwangsläufig dick werden, Diabetes bekommen oder ungebildet

---

[2] Hofmann I, Prinzinger R (1997) Das Geheimnis der Lebensenergie. Campus, Frankfurt, S. 17/18.

bleiben, nur weil meine Eltern es waren. Ich habe es selbst in der Hand, das zu steuern. Dies bestätigt jetzt auch eine Forschergruppe um Prof. Almut Nebel vom Universitätsklinikum Kiel.

In einem kürzlich vom Ostholsteiner Anzeiger veröffentlichten Projekt des Universitätsklinikums Kiel über die Gründe für die Unterschiedlichkeit menschlicher Lebensspannen wurden Gene als nur zu 25 % verantwortlich genannt. Vielmehr sei der Lebensstil der eigentliche Grund.[3] In Bezug auf die Lebenserwartung gilt das ebenfalls.

Dazu wurden vom Ostholsteiner Anzeiger drei 100-jährige Frauen befragt. Sie waren beruflich als Briefträgerin, in der Landwirtschaft oder als Buchhalterin tätig und versorgen sich bis heute selbst. Handarbeit, Haus- und Gartenarbeit halten sie jung und, so Maria Paulsen, 102, aus Arlewatt bei Husum, sie habe immer Frieden mit ihren Mitmenschen gehabt.[4]

Auch Gertrud Henze aus Göttingen kommt aus Norddeutschland. Sie wurde 1901 geboren, war Bibliothekarin, blieb ledig, trinkt gern ein Gläschen Wein, raucht(!) ihre Zigarette und feierte 2013 ihren 112. Geburtstag. Sie war damals die älteste Deutsche, im Kopf klar, ging jeden Tag mit ihrem Rollator im Haus spazieren und hielt guten Kontakt zu ihren Hausgenossen. Dort war sie beliebt wegen ihrer offenen und lebensbejahenden Art.[5]

Bischof Gerhard L. Müller vom Bistum Regensburg beglückwünschte Pfarrer Andreas Simmeth, der im Caritas-Seniorenheim St. Elisabeth in Bruck (Oberpfalz) seinen

---

[3] Ostholsteiner Anzeiger (27.7.2013) S. 9.
[4] Ostholsteiner Anzeiger (27.7.2013) S. 9.
[5] Ostholsteiner Anzeiger (6.12.2013) S. 11.

100. Geburtstag feierte. „Der in guter Gesundheit stehende Seelsorger des Seniorenheims kümmert sich bis heute intensiv um die Sorgen und Nöte seiner Mitbewohner im Seniorenheim durch viele seelsorgliche Gespräche, über die seine Mitbewohner sehr dankbar sind." Helmut Brunner, Pfarrer von Bruck, erklärte: „Pfarrer Simmeth ist einer der vorbildlichsten Priester, die mir jemals begegnet sind." Innerhalb weniger Wochen hat damit erneut ein Mitglied des Regensburger Diözesan-Klerus einen 100. Geburtstag gefeiert.[6]

Der Dienst des Pfarrers als Seelsorger ist ein Paradebeispiel für soziales Engagement. Hier wird das von Elisabeth Noelle-Neumann postulierte Merkmal für ein langes, glückliches und erfülltes Leben deutlich: Es ist das soziale Engagement. Dazu kommt die in dem Fall des Seniorenheims verständliche Routine, der unveränderte Rhythmus des Lebens.

Der Unterschied zwischen spät- oder frühsterbenden Senioren ist, dass die, die sich sozial engagieren, länger und geistig fitter leben als jene, die das nur passiv in Anspruch nehmen.[7] Geben ist seliger als Nehmen. Das bremst Unzufriedenheiten aus.

---

[6] Bischöfliches Presseamt, Regensburg 2010.

[7] S. a. Engelhardt H (Hrsg) (2009) Bamberger Beiträge zur Soziologie. Bd 1: Altern in Europa – Empirische Analysen mit dem Survey of Health, Ageing and Retirement in Europe. Bamberg, University of Bamberg Press.

5 Was unterscheidet Früh- von Spätsterbenden?

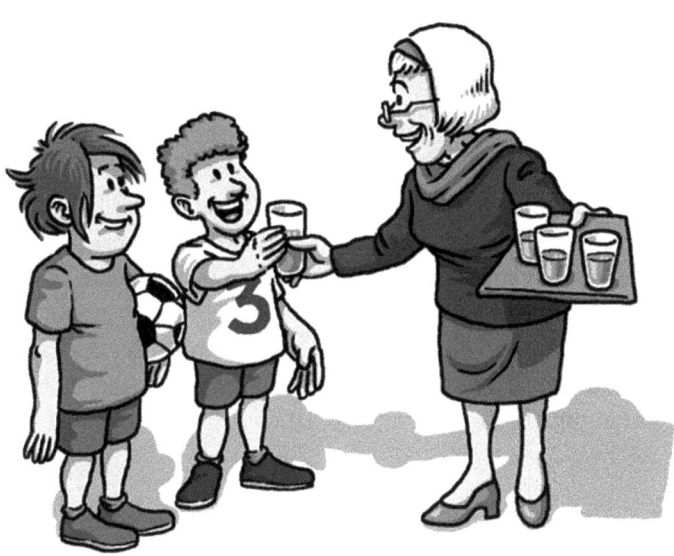

Zu dieser Erkenntnis passt eine Studie der Weltgesundheitsorganisation (WHO) zur Lebenserwartung in Europa und in Israel, der zufolge Männer mit durchschnittlich 80,01 Jahren die ältesten werden. Warum? Weil die jüdische Religion sie sozusagen verpflichtet, sich jeden Tag dankbar an die wunderbare Führung Gottes durch die Zeiten zu erinnern. Es beginnt dort kein Fest ohne diese diszipliniert bewusste Rückerinnerung. Dankbarkeit ist ein Schlüssel dafür, alt zu werden. Dazu kommt ein stark ausgeprägtes soziales Engagement, das Ausdruck findet in einer geschlechts- und altersunabhängigen Wehrpflicht.[8]

---

[8] Nowyje Iswestija (27.03.2013) in RIA Nowosti http://de.ria.ru/zeitungen/20130327/265808519.html (Zugriff 27.12.2013).

Lebenslanges Lernen, Dankbarkeit, eine hohe Selbstdisziplin, soziales Engagement und ein gleichförmiger Lebensrhythmus lassen nicht nur überdurchschnittlich alt werden, sondern auch lange autonom bleiben. Das wünscht sich heute eigentlich jeder. Die Fähigkeit, selbstbestimmt zu leben, ist ein Schlüssel zur Erfüllung und Zufriedenheit. Darauf sollten sich unsere Aufmerksamkeit und der Schwerpunkt in der Hilfe zum Altwerden richten. Das ist aufwendig und sicher auch unbequem, hat aber direkte Folgen für die Lebensqualität. Es hilft der Gesundheit und verlängert sozusagen kostengünstig das Leben. Kostengünstig deswegen, weil der Pflegeaufwand viel geringer sein wird.

6

Welche Rolle spielt die Ernährung?

Es fällt auf, dass die ältesten Menschen, wo immer sie auch lebten, nicht aus dem Vollen schöpfen konnten – weniger ist mehr – und sich auch nicht nach unseren Erkenntnissen ausgewogen ernährten. Prinzipiell ist eine karge Ernährung lebensverlängernd. Sie muss nur reich an Vitaminen und Mineralien sein. Aber eine Diät ist immer eine Mangelernährung. Sie greift die autonom geschützten Lebensreserven an und verkürzt das Leben. Der Schlüssel zur richtigen Versorgung ist die Verstoffwechselung der Nahrung durch Bewegung. Frisch ist besser als gefroren. Gemüse besser als Fleisch. Fisch besser als Fett. Und wichtig ist natürlich sauberes Wasser.

These: Erst durch Bewegung wird Nahrung wertvoll

Aus den weltweiten Berichten über die Ernährungsgewohnheiten alt gewordener Menschen wird ersichtlich: Nicht die Art der Ernährung, die Besonderheiten mineralischer Zusammensetzung, Fettarmut oder Kohlenhydratreduktion, sondern nur ein einziges Merkmal hat die Ernährung alter Menschen auf allen Kontinenten gemeinsam: Sie essen sich nicht satt. Das machen sie nicht freiwillig. Es ist so, dass sie aufgrund mangelnden Angebots nicht genügend zu essen bekommen. Umso mehr aber genießen sie ihr Essen dankbar und verteilen es über den ganzen Tag.[1]

Wer also weniger isst, lebt länger. Das ist inzwischen auch durch eine sechsmonatige Studie von amerikanischen Wissenschaftlern zur Gewissheit geworden. Eine Gruppe von Testpersonen hatte über diesen Zeitraum zwangsweise ein Viertel weniger Kalorien erhalten als sonst. Bei allen Teilnehmern sank der Insulinspiegel und auch die Körpertemperatur nahm leicht ab. Das seien Phänomene, die sich oft bei langlebigen Menschen fänden, so die Forscher im *Journal of the American Medical Association*. Die Autoren weisen aber auch darauf hin, dass die Ergebnisse der Studie durch Langzeituntersuchungen noch viel mehr Hinweise auf positive Gesundheitsveränderungen bringen würden.[2]

Die Körpertemperatur spielt wirklich eine große Rolle. Aus dem Labor weiß man längst, dass man durch Kühlen oder Einfrieren die Lebensdauer, also die Lebensuhr, um

---

[1] Prof. Dr. Gerald Hüther (19.5.2011) Eröffnungsvortrag des Hauptstadtkongresses Medizin und Gesundheit, Berlin: „Kein Gesundheitswesen der Welt kann darauf.
[2] Deutschlandfunk (5.4.2006) Forschung Aktuell.

viele Jahre anhalten kann. Besonders alt werden daher solche Lebewesen, die sich energetisch sparsam verhalten. Alle wechselwarmen Tiere zum Beispiel werden im Vergleich zu ihrer Körpermasse sehr alt. Bei Hunger wird der Stoffwechsel drastisch gesenkt. Die Körpertemperatur sinkt, die Lebensdauer steigt.[3] Jede Winterstarre oder Winterschlaf hilft dabei.

Britische Wissenschaftler beschäftigten sich ebenfalls mit dem Thema. Sie gingen allerdings einen anderen Weg und setzten auf die Wirkung des Hormons Oxyntomodulin. Es handelt sich um ein Peptidhormon, das im Dünndarm während der Nahrungsaufnahme freigesetzt wird und eine wichtige Rolle für das Sättigungsgefühl des Menschen und seinen Appetit spielt. Die Forscher erhöhten einfach medikamentös die Menge des Hormons.

In einer Studie mit 15 übergewichtigen Freiwilligen entdeckten die Forscher vom Imperial College eine doppelte Wirkung. Dieses Hormon zügelt nicht nur den Appetit, es steigert gleichzeitig den Bewegungsdrang und damit die Körpertemperatur! Sie stellten fest: Versuchsteilnehmer, bei denen der Hormonspiegel jeweils vor einer Mahlzeit künstlich erhöht wurde, aßen ungewollt weniger. Sie nahmen 17 % weniger Kalorien zu sich als Vergleichspersonen und verbrauchten im Alltag 26 % mehr Energie, weil das Hormon gleichzeitig die Bewegungslust steigerte!

Die Teilnehmer mussten sich nicht überwinden, bewegungsaktiv zu werden. Kein innerer Schweinehund war mehr zu bekämpfen. Unangenehme Nebenwirkungen seien nicht aufgetreten, schrieben die Forscher in der Onlineausgabe des *International Journal of Obesity*. Menschen dagegen, die diszipliniert Diät halten, würden sich

---

[3] Prinzinger R (1996) Das Geheimnis des Alterns. Campus, Frankfurt, S. 347 ff.

gewöhnlich weniger bewegen und letztendlich keinen dauerhaften Erfolg haben.

Aus Angst vor Energiemangel, so die Forscher, schraube der Körper den Bewegungsdrang zurück. Das Oxyntomodulin aber teile dem Körper mit, es gebe ausreichend Energie – er könne daher auch in Bewegung investieren. Die Forscher wollen jetzt testen, ob der Effekt auch bei einer Langzeitanwendung erhalten bleibt.[4] Inwieweit das eine Wirkung auf die Lebenserwartung hat, muss ebenfalls noch hinterfragt werden.

Natürlich hat eine gute Ernährung einen wichtigen Einfluss auf die Leistungsfähigkeit und die Gesundheit. Allerdings tummeln sich auf diesem Gebiet zahlreiche Scharlatane, die wortreich und mit pseudowissenschaftlichen Belegen abenteuerliche Angebote machen. So wird, um nur ein Beispiel zu nennen, das Volk der Hunzas zu Werbezwecken missbraucht. Angebliche Hunza-Produkte, von Gletscherwasser über Hunza-Aprikosen bis hin zum Hunza-Kristallsalz, werden in Deutschland und weltweit angeboten, obwohl im Hunza-Tal weder Salz noch besondere Aprikosen vorkommen.[5]

Ein Wort zu den über 500 verschiedenen Diätangeboten: Diäten verkürzen Ihr Leben! Die wissenschaftliche Studienlage zeigt eindeutig, dass die Blutfettlage mit jeder Diät schlechter wird. Das Gallenstein- und Arterioskleroserisiko steigt rasant, durch Vergiftungen und Stoffwechselentgleisungen wird das Immunsystem geschwächt. Das Sterberisiko ist selbst dann gegenüber Nichtdiätikern um 86 % höher, wenn das Abspecken tatsächlich gelungen ist.[6]

---

[4] Deutschlandfunk (28.4.2006) Forschung Aktuell.
[5] Stiftung Warentest (12/2005) Himalayasalz (Zugriff 28.12.2005).
[6] Kaprio J (8.7.2005) Die Welt, S. 31.

Ein vernichtendes Urteil fällt auch die Stiftung Warentest nach Analyse der bekanntesten Entfettungsmethoden: Von 80 getesteten Schlankheitskuren erhielten 43 die schlechteste Bewertung. Nur elf Programme sind demnach theoretisch geeignet, langfristig abzunehmen. „Noch hat keine wissenschaftliche Studie bewiesen, dass auch nur eines der bisherigen Diätprogramme Übergewicht auf Dauer beseitigen kann."[7] Alle (lebensenergiefordernde) Anstrengung war also umsonst.

Bei verminderter Nahrungszufuhr baut der Körper Muskelmasse ab, verringert den Grundumsatz an Energie und speichert diese selbst bei Sport als Fettreserven! Jede Diät hat einen kontraproduktiven Effekt.[8] Sisyphos lässt grüßen.

Einer der führenden Ökotrophologen Deutschlands, der Hamburger Prof. Dr. Michael Hamm, bestätigt meine These, dass es besser ist, sich schlecht zu ernähren, aber dabei gut zu bewegen, als umgekehrt: sich gut zu ernähren, aber wenig zu bewegen.[9] Es ist bisher keiner einzigen Ernährungslehre gelungen, ihren gesundheitlichen Wert zweifelsfrei zu belegen.

Immer wieder hört man, dass Rotweintrinker, Grünteekonsumenten oder Mittelmeerköstler besonders alt würden. Aber wir wissen nicht, ob es an ihrer Ernährung oder nicht vielmehr an ihrem Lebensstil liegt. Denn sie essen und trinken, aber leben auch anders. Deswegen ist es ziemlich unwahrscheinlich, dass ihr besserer Gesundheitszustand nur auf die Ernährung zurückgeht.[10]

---

[7] Schusdziarra V (28.4.2003) Focus 18, S. 97.
[8] University of Washington, Seattle (28.4.2003) Focus 18, S. 97.
[9] Prof. Dr. Michael Hamm, Ernährungswissenschaftler, Fachbereich Life Sciences, Hochschule Hamburg.
[10] Zittlau J (2012) Langweiler leben länger. Gütersloher Verlagshaus, S. 45.

Es gibt immer wieder neue Sensationsmeldungen zu lebensverlängernden Effekten bei Anhängern gesunder Ernährung. Da muss man misstrauen. Schon deswegen, weil die „Bewussternährer" hauptsächlich weiblich sind und schon deswegen statistisch fünf Jahre länger leben. Trotzdem liegt es auf der Hand, dass die Auswahl gesunder Nahrungsmittel auch auf die Lebenslänge Auswirkungen hat. Das neueste Beispiel sind die Erkenntnisse über das Trigonellin aus Kaffee, das die Muskeln im Alter erhält.

Kaffee, eines der weltweit beliebtesten Getränke, könnte eine entscheidende Rolle bei der Erhaltung starker und gesunder Muskeln im Alter spielen. Das fanden Forscher in einer aktuellen Studie heraus und identifizierten die Alkaloidverbindung Trigonellin als Schlüsselkomponente.[11]

Da der menschliche Körper eine gigantische endogene Apotheke ist, kann er auch aus minderwertigem Material durch Aufspaltung, Mischung und Mengenverschiebungen das Notwendige zum Leben produzieren. Das geschieht milliardenfach in jeder Minute unseres Lebens und folgt dem Willen des dem eigenen Organismus mitgegebenen Programms zum Erhalt des Fließgleichgewichts der inneren Chemie. Man nennt das Homöostase. Bewegung ist dazu Auslöser und Bedingung zugleich.

So wie von der Pharmaindustrie aus Raps entweder Öl, Benzin oder Medikamente hergestellt werden können, ist auch unser Körper in der Lage, chemische Wunder zu vollbringen. Allerdings nur unter der Voraussetzung, dass unsere Muskeln arbeiten und man sich ausreichend in der richtigen Intensität bewegt. Die so gewonnenen chemischen Substanzen werden dann durch das Interstitium (ein

---

[11] Citroner G, Epoch-Time, Trigonellin 14.5.2024.

6 Welche Rolle spielt die Ernährung?

gigantisches Netz mikrofeiner Gefäße/Leitungen) blitzschnell an die Bedarfstellen weiter transportiert.[12]

Bewegung hat eine Schlüsselfunktion für ein gelingendes Leben. Doch davon gleich mehr.

---

[12] Das Interstitium ist ein in seiner grandiosen Bedeutung neu erkanntes Organ. Es handelt sich um das sogenannte Zwischengewebe, welches alle Organe und Leitungen ummantelt. Bisher gab man ihm keine Bedeutung. Jetzt stellt sich heraus, dass es ein riesiges Leitungs- und Meldesystem ist, welches Krankheiten schon frühzeitig erkennt und auch Gegenmaßnahmen auf molekularer Ebene einleitet. Man kann es sogar im Körper sehen. Es sieht wie ein zarter Gazeschleier aus. https://www.deutschlandfunk.de/bindegewebsforschung-neue-erkenntnisse-zum-interstitium.676.de.html?dram:article_id=417346.

# 7

Was bewirkt Bewegung?

Interessanterweise nimmt man an, dass Pharmazie und Medizin die Gesundheit und Lebensverlängerung besser steuern können als der eigene Körper. Das Wesen der Homöostase wird weder in der Schule noch an den Universitäten gelehrt. Noch nicht einmal im Medizinstudium. Es wird dort nur erwähnt.[1] Aber die Selbstheilungskräfte des Menschen sind fantastisch. Die Balance des durch den Säurehaushalt provozierten Überschusses an Sauerstoffradikalen kann durch moderate Bewegung erhalten werden.

---

[1] Anlässlich einer Leistenoperation bat ich um örtliche Betäubung. Das nutzte der Chefarzt, mich danach zu befragen, wie ich zu meinem Ehrentitel Senator h.c. gekommen wäre. Ich sagte, dass ich im Berufsverband Deutscher Präventologen das Thema Selbstheilung (Homöostase) als Schwerpunkt lehre. Und erklärte die Zusammenhänge. Am Schluss sagte er, dass er das Thema Homöostase natürlich im Studium gehört, aber die Zusammenhänge erst heute hier am Op-Tisch verstanden hätte. Der Assistenzarzt bestätigte das für sich selbst auch…

© Der/die Autor(en), exklusiv lizenziert an Springer-Verlag GmbH, DE, ein Teil von Springer Nature 2025
G. von Kunhardt, *Longevity: Ein Leben lang leben,*
https://doi.org/10.1007/978-3-662-69786-3_7

Wer sich innerhalb eines bestimmten Rahmens körperlich betätigt, regelt Erhaltung und Wiedergewinnung der Gesundheit und optimiert den Verbrauch der Energiepotenziale. Die Devise lautet: mäßig aber regelmäßig. Man könnte auch sagen: Eile mit Weile.

These: Wer sich nicht ausreichend moderat bewegt, ist schon ein bisschen tot

Leben reagiert auf Beanspruchung. Je größer der Reiz, desto stärker die Anpassung. Wenn man friert, ziehen sich die Gefäße zusammen, damit der Körper weniger Wärme abgibt. Es sträuben sich die Haare, um den Körper mit einem Luftpolster zu isolieren. Je kälter es ist, desto mehr Haare befinden sich am Körper. Eskimos haben deswegen keine Glatze. Der Arzt sagt heute bei Wein- und Biertrinkern: Die Leber wächst mit den Anforderungen.

Diese Anpassungen erfolgen auf allen Gebieten organischen Lebens. Es gibt Mikroorganismen in Vulkanen, Salzseen, im Eis, im Wasser, Wald, Steppe, Wüste usw. Sie leben angepasst an ihre jeweilige Umgebung. Das Chamäleon ist das Synonym dafür. Während in der gesamten Natur der Regelkreis von Reproduktion, Leben und Sterben nach strengen Regeln gleichmäßig erfolgt und sozusagen im Gleichgewicht ist, verhält es sich beim Menschen jedoch anders.

Der Mensch ist das einzige Lebewesen, das eine Vorstellung von seiner Zukunft hat. Er kann Dinge, Ereignisse, Entwicklungen erkennen, gewichten, beurteilen, sich eine Vorstellung von der Zukunft machen und dann entsprechend handeln. Das macht er in allen Bereichen seines Lebens mit Ausnahme der Gesundheit. Das heißt, er erkennt sehr wohl die Abläufe der Gesunderhaltung, aber er handelt nicht entsprechend, auch nicht, wenn sich für ihn daraus ein Vorteil ergibt – er delegiert.

Nur der Mensch kennt Arzt, Apotheker und Krankenhaus. Nirgendwo sonst kommt das in unserem Kosmos vor. Im Gegenteil, der Mensch missachtet die Grundregeln zum gelingenden Leben. Er optimiert ständig, angefangen beim Hausbau, über die Ernährung bis zur Befriedigung seiner Sicherheitsbedürfnisse; er spart Geld, schließt Verträge, hält sich Richter und Rechtsanwälte, Polizei, Soldaten, damit alles im Gleichgewicht bleibt. Er arbeitet ständig daran, es noch bequemer zu haben. Er sorgt für den Fall von Krankheiten und sogar für das Ende seines Lebens mit der Einrichtung von Krankenhäusern und Pflegeeinrichtungen vor.

Darüber denkt er sein ganzes Leben lang nach. Er hat mit seinem genialen Verstand alles wissenschaftlich durchdrungen und bohrt immer weiter nach neuen Erkenntnissen. Aber er ignoriert, dass durch den Gewinn an Bequemlichkeit der Verlust lebensnotwendiger Bewegung eintritt.

Das wurde beim Zusammenbruch nach dem Zweiten Weltkrieg deutlich. Damals gingen die Deutschen mangels Transportmitteln zu Fuß. Täglich 20 Kilometer im Durchschnitt. Ich selbst musste als Schüler morgens drei Kilometer zur Schule hin und anschließend wieder zurück gehen. Nach kurzer Mittagspause ging es dann aufs Feld Rüben verziehen, Kartoffelkäfer sammeln oder Holz holen, hacken, stapeln, abwaschen, Wäsche aufhängen, einkaufen. Die Bewegung war natürlicher Teil des Lebens.

„Longevity" ist in aller Munde. Die Medien übertrumpfen sich mit detaillierten Erkenntnissen zum Gewinn von Lebensjahren. Nina Ruge schreibt im „Morning Briefing Gabor Steingart": „Es sind 15 Jahre drin."[2]

---

[2] The Pionier, Gabor Steingard, 13.5.24.

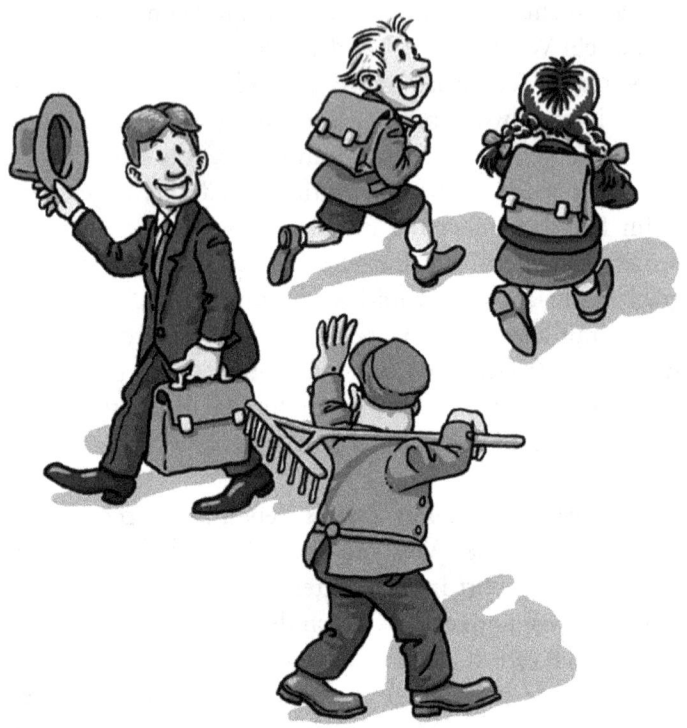

Damals gab es so gut wie keine Herzinfarkte, keine Arthrose, keinen Diabetes, keine Asthmatiker, keine Übergewichtigen, keine Bandscheibenvorfälle, keine Schlaflosen – obwohl das Nahrungsangebot katastrophal war. Die Liste der Zivilisationskrankheiten, wie sie heute genannt wird, ist beliebig zu erweitern. Der Schlüssel für ihr Auftreten war und ist die Bewegung.

Der Fortschritt der Technik hat uns die Bewegung abgenommen und uns nur noch Restarbeiten übrig gelassen. Der für die Ablieferung zuständige Fachmann erklärte mir bei der Übergabe des neuen Autos: „In diesem Auto gibt es 48 Elektromotoren, vom Bremskraftverstärker über die Servolenkung, die automatischen Scheibenwischer, die elektrisch verstellbaren Sitze und Spiegel bis zum Sendersuchlauf im Radio bewegt sich alles. Nur der Mensch bewegt sich nicht."

Das Gleiche gilt für unser gesamtes Leben. Waschbrett und Wäschestampfer sind der Maschine gewichen. Alles wird elektrisch geschnitten: Brot, Wurst, Käse. Der Mixer zerkleinert elektrisch, der Staubsauger, das Bügeleisen, die Heizung, das Telefonieren, alles gesteuert durch Elektronik. Obwohl das Handy noch keine **30 Jahre** alt ist, kann sich kaum einer mehr daran erinnern, wie wir früher beim Klingeln des Telefons durch die Wohnung gespurtet sind, um rechtzeitig den Hörer abzunehmen. Zwanzig Kilometer hat das damals im Jahr gebracht. Die Beanspruchung unserer Muskelkraft hat in den letzten 40 Jahren um 60 % abgenommen.[3]

Tatsächlich sitzen wir mehr als neun Stunden am Tag; beim Frühstück, im Auto auf dem Weg zur Arbeit, bei der Arbeit, beim Mittagessen, wieder bei der Arbeit, im Auto, beim Abendessen und schließlich vor dem Fernseher. Sitzen ist geradezu eine tödliche Aktivität. Eine Großstudie mit mehr als 17 000 Testpersonen zeigte, dass Vielsitzer ein um 50 % höheres Risiko für einen Herztod haben als Wenigsitzer. Deshalb überlegt man in Kanada, ob man für Schulkinder das Sitzen verbieten sollte.[4]

Wir sitzen sozusagen lebenslänglich, ohne dafür je verurteilt worden zu sein.

Die Folge ist ein dramatischer Rückgang unseres Kalorienverbrauchs. Gemessen an den Bewegungsaktivitäten vor 40 Jahren, verbrauchen wir heute am Tag etwa 950

---

[3] Joch W (21.3.1986) Siegen, Sportlehrer-Kongress.
[4] Zittlau J (2012) Langweiler leben länger. Gütersloher Verlagshaus, S. 36/37.

Kalorien weniger. Kein Wunder, dass wir eine übergewichtige Gesellschaft geworden sind. Das wäre ja noch nicht einmal schlimm. Es ist mehr ein ästhetisches Problem, denn die Gesundheitsgefahren durch Übergewicht wurden lange Zeit überschätzt. Wie eine Metaanalyse im Deutschen Ärzteblatt 2009 zeigt, sterben übergewichtige Menschen (Body-Mass-Index, BMI: 25 bis 29,9) im Vergleich zu normalgewichtigen keineswegs früher. Das Risiko für einzelne Krankheiten steigt zwar, für andere sinkt es aber.[5]

Viel bedeutender ist der damit einhergehende Stoffwechselrückgang. Er ist die Zäsur. Eine unausgeglichene Bilanz des Stoffwechsels dysbalanciert die Homöostase, die Herstellung des Fließgleichgewichts der inneren Chemie zur Aufrechterhaltung der Gesundheit. Ein Ungleichgewicht öffnet die Tore für Bakterien, Viren und andere Angreifer der Gesundheit. Bedenke: Der menschliche Körper ist seine eigene Apotheke.

Nirgendwo auf der Welt gibt es ein Pharmaunternehmen, das durch seine Produkte in so kurzer Zeit so riesige Gesundheitsgewinne produzieren kann, wie es der eigene Körper vermag. Man kann buchstäblich jedes Medikament, das man in einer Apotheke für seine Gesundheit kaufen kann, selbst herstellen. Aber dazu braucht es die Bewegung.[6]

Wildor Hollmann sagte schon 1988: „Zurzeit wird das 100 Jahre alte Aspirin gefeiert. Studien beweisen, dass es in der Lage war, die Herzinfarktwahrscheinlichkeit um 47 % zu senken. Mit Recht also wird ein solches Medikament gefeiert, obwohl das natürlich seine unerwünschten Nebenwirkungen hat. Gäbe es nun ein Medikament, welches folgende gesicherte Eigenschaften besäße:

---

[5] Die Welt – Wissen (10.10.2009).
[6] Zenk M (21.9.2004) Die Welt, S. 35.

- hochprozentige Senkung des Sauerstoffbedarfs des Herzens,
- Steigerung der körperlichen Leistungsfähigkeit,
- Verbesserung der Fließeigenschaften des Blutes,
- Verminderung der Thrombosegefahr,
- Reduzierung der die Arteriosklerose verursachenden Substanzen bei gleichzeitiger Steigerung der diesbezüglichen Abwehrkräfte
- Begünstigung hormoneller Reaktionen,

wie würde wohl ein solches Supermedikament weltweit tagein, tagaus gefeiert werden? Die regelmäßige Einnahme eines solchen Präparats würde zur Selbstverständlichkeit unseres Alltags zählen. Aber all das ist durch ein entsprechend betriebenes Ausdauertraining möglich und es zeigt obendrein keine unphysiologischen Nebenwirkungen. Vornehmlich trifft das auf den langsamen Dauerlauf zu."[7]

Muskelarbeit lässt Medizin entstehen. Die allerneuesten Erkenntnisse darüber faszinieren. Bente Pedersen aus Kopenhagen hat mit ihrem Team herausgefunden, dass durch Muskelarbeit sogenannte Myokine entstehen. Sie beeinflussen alle anderen Organe. Diese hormonähnlichen Substanzen/Botenstoffe stoßen chemische Vorgänge an, die die Gesundheit fördern. Zum Beispiel hat eines dieser etwa 400 Myokine, das Interleukin 6, die Aufgabe, die Bauchfettverbrennung auszulösen. Fabelhaft! Aber das geht eben nur mit Bewegung.[8]

Noch schöner ist, dass unser biologisches Alter durch Bewegung um 30 Jahre reduziert wird. Deutsche Wissenschaftler um Hollmann ließen ältere, durchaus aktive und

---

[7] Hollmann W (5.5.1988) Symposium Sport-Wirtschaft, Bad Honnef.
[8] 3Sat hitec (6.6.2010) Bizeps, Trizeps & Co.

sportliche Menschen ein viertel Jahr mit Geräten ihre Muskelkraft trainieren. Ergebnis: Das Erbgut der Mitochondrien in den etwa 100 Billionen Zellen des menschlichen Körpers verjüngte sich größtenteils um 30 Jahre! Eine biologische Verjüngung bis in die Gene durch Wiederherstellung der Muskelqualität![9,10] Training lohnt sich in jedem Alter.

Halten wir fest, dass das einzige Mittel zur biologischen Verjüngung ein moderates Bewegungstraining ist. Eile mit Weile, Mut zur Langsamkeit möchte man rufen – langsam laufen für ein langes Leben, joggeln statt joggen oder radeln statt biken. Hollmann belegte, dass bereits 15 min Bewegung („low-volume activity") am Tag das Leben um drei Jahre verlängern![11]

Das gilt übrigens nicht für das normale Gehen. Da ist Zügigkeit angesagt. Die Gehgeschwindigkeit ist ein wichtiger Indikator für das biologische Alter. Sie verrät auch etwas von Gehgeschwindigkeit und deinen IQ.[12] Je schneller, desto klüger.

Laut einer Pressemeldung der Deutschen Gesellschaft für Neurologie wurden in Taiwan über zwölf Jahre lang mehr als 400 000 Frauen und Männer bei jährlichen Reihenuntersuchungen nach der Dauer und Intensität ihrer körperlichen Aktivität befragt.[13]

---

[9] Melov S et al. (2007) Resistance exercise reverses aging in human skeletal muscle. plos one https://doi.org/10.1371/journal.pone.0000465.

[10] Hollmann W (1993) Medizin – Sport – Neuland. Academia, St. Augustin, S. 283.

[11] Hollmann W (1993) Medizin – Sport – Neuland. Academia, St. Augustin, S. 283.

[12] https://www.welt.de/kmpkt/article201868036/Intelligenz-Was-dein-Gang-ueber-deinen-IQ-verraet.html 20.5.24.

[13] Zittlau J (2012) Langweiler leben länger. Gütersloher Verlagshaus, S. 39.

Im Durchschnitt acht Jahre lang verfolgten die Wissenschaftler von den Nationalen Gesundheitsforschungsinstituten in Zhunan den Gesundheitszustand der Studienteilnehmer. Der Gruppe mit geringer Aktivität – die Teilnehmer hatten sich durchschnittlich nur 92 min pro Woche oder 15 min am Tag bewegt – konnten die Ärzte einen erheblichen Nutzen für die Gesundheit nachweisen: Auch hier hatten sie eine im Durchschnitt drei Jahre höhere Lebenserwartung.

Die Wissenschaftler konnten zeigen, dass bereits das Mindestmaß an Bewegung von einer Viertelstunde täglich mit einer verringerten Wahrscheinlichkeit für Krebs (minus 10 %), Gefäßerkrankungen (minus 19 %), Herzleiden (minus 25 %), Schlaganfälle (minus 12 %) und Diabetes (minus 11 %) einherging. Das Mindestmaß an Bewegung, das sich in dieser Studie als gesundheitsfördernd erwiesen hat, ist nur etwa halb so groß wie es gegenwärtig etwa von der Weltgesundheitsorganisation empfohlen wird. „Das ist doch ein großer Anreiz, den „inneren Schweinehund" zu überwinden."[14]

Aber es kommt noch besser: Dr. Hadi Saleh sagt im „Morning Briefing" von Gabor Steingard im Podcast „Der Achte Tag" von Alev Dogan, dass eine britische Studie herausgefunden hat, dass bei Untrainierten schon täglich vier Minuten Training (Treppensteigen) ausreicht, um ca. 40 % weniger „all-cause mortality" zu haben.[15]

Das gilt übrigens für alle Altersgruppen. Mehr noch, je älter man ist, umso wirksamer die Erfolge. Auch in der

---

[14] Deutsche Gesellschaft für Neurologie (Pressemitteilung vom 23.12.2011).

[15] Paddock, S., et al. „Evaluating the Cardiovascular Benefits of Stair Climbing: A Systematic Revie w and Meta-Analysis." ESC Preventive Cardiology 2024, Norwich, United Kingdom of Great Britain & Northern Ireland, 2024. https://esc365.escardio.org/presentation/279143.

Wissenschaftsausgabe der Welt Online wird berichtet, dass körperliches Training den Alterungsprozess umkehrt.[16] Das Ergebnis der Untersuchung überraschte sogar die Forscher: Eine sechsmonatige Trainingseinheit wirkt bei Senioren wie ein Jungbrunnen. Die Veränderungen in den Aktivitäten ihrer Erbanlagen zeugen von einer Umkehr der Alterung. Das berichten Forscher um Mark Tarnopolsky vom McMaster University Medical Center in Hamilton (Kanada) im *Journal PLoS One*. „Die Aktivität der Gene von durchtrainierten Senioren ähnelt der von Genen jüngerer Menschen."[17]

Das Forscherteam hatte die Erbanlagen in den Kraftwerken der Zelle, den Mitochondrien, untersucht, heißt es in einer Mitteilung der Wissenschaftler. Mitochondrien haben ein eigenes, wenngleich sehr kleines Erbgut. Tarnopolsky und seine Kollegen verglichen die Aktivität dieser Gene in älteren Menschen vor und nach der sechsmonatigen Trainingseinheit. Nach den Übungen glich das Aktivitätsmuster in den Mitochondrien der älteren Menschen (Altersdurchschnitt: 70 Jahre) wieder deutlich jenem in den Mitochondrien einer jüngeren Vergleichsgruppe (Altersdurchschnitt: 26 Jahre).

„Wir waren von den Resultaten sehr überrascht", sagte Co-Autor Simon Melov. „Wir hatten erwartet, dass das Aktivitätsmuster der Gene in den älteren Erwachsenen gleich bleiben würde." Diese Umkehr der Alterung zeigt, dass es niemals zu spät ist, um mit dem Training zu beginnen, ergänzte sein Kollege Tarnopolsky.[18] Wir sollten also nicht so sehr nach lebensverlängernden Maßnahmen

---

[16] Welt Online – Wissenschaft (22.5.2007).

[17] Melov S et al. (2007) Resistance exercise reverses aging in human skeletal muscle. plos one https://doi.org/10.1371/journal.pone.0000465.

[18] Welt Online – Wissenschaft (20.12.2007).

suchen, als vielmehr vermeiden, was das Leben verkürzt. Der österreichische Arzt und Philosoph Ernst Freiherr von Feuchtersleben erkannte bereits 1840: „Das ganze Geheimnis, sein Leben zu verlängern, besteht darin, es nicht zu verkürzen."[19]

Das Phänomen „körperliche Aktivität" lässt die Forscher nicht mehr ruhen. Auch britische Mediziner folgern aus einer Studie mit 2400 Zwillingen, dass Bewegung nicht nur Herz, Gelenke und Muskeln stärkt, sondern wie vorher beschrieben die Alterung von Zellen verlangsamt. Sport beeinflusst demnach die Chromosomenenden (Telomere), die als wichtige Ursache des Alterns gelten. Der langsame menschliche Verfall ist programmiert. Menschen altern, das ist unvermeidlich – zumindest vorerst.

Der Grund liegt darin, dass es einen genetisch bedingten Mechanismus gibt, der die Lebenserwartung begrenzt. Koreanische Forscher bestätigen, dass zwischen der Lebenserwartung eines Menschen und der Länge der Strukturen an den Chromosomenenden einer Zelle ein direkter Zusammenhang besteht. Ihre Erkenntnisse basieren darauf, dass die Chromosomenenden mit jeder Zellteilung kürzer werden. Sie haben eine besondere Struktur und bilden, ähnlich wie die Verstärkungen an den Enden von Schnürsenkeln, Schutzkappen, welche die Enden der Chromosomen schützen, in denen die DNA steckt.

Mit jeder Teilung einer Körperzelle büßen die Schutzkappen an den Chromosomenenden einige Bausteine ein und werden so immer kürzer, wie eine das ganze Leben lang langsam abbrennende Zündschnur. Je älter die Zelle, desto kürzer sind ihre Telomere. Ab einer kritischen Länge, die nach etwa 50 Zellteilungen erreicht ist, stellt die Telomeruhr die Teilungen ein und die Zelle stirbt ab.

---

[19] Zittlau J (2012) Langweiler leben länger. Gütersloher Verlagshaus, S. 32.

In der Folge kann sich Gewebe nicht mehr so gut regenerieren – es altert.[20]

Telomere spielen also eine wichtige Rolle beim Altern von Zellen. Je kürzer diese Chromosomenenden sind, umso stärker ist eine Zelle bereits gealtert. Mit jeder Verdoppelung der DNA bei der Zellteilung (etwa alle zwölf Wochen) werden diese Telomere etwas kürzer. Unterschreiten sie eine kritische Länge, geht genetische Information verloren – mit fatalen Folgen für die Funktion der Zelle. Britische Wissenschaftler haben bestätigt, dass Sport diese Telomerverkürzung hemmt. Lynn Cherkas und ihre Kollegen vom King's College in London hatten rund 2400 Zwillinge untersucht, darunter rund 180 eineiige Zwillingspaare.

Die Forscher fragten die Probanden nach dem Lebensstil, der Art und Häufigkeit körperlicher Aktivität, den Rauchgewohnheiten und bestehenden oder früheren Krankheiten. Zudem gewannen sie bei jedem Freiwilligen aus einer Blutprobe weiße Blutkörperchen, extrahierten deren DNA und bestimmten die Länge der Telomere.

Die Messungen ergaben, dass körperlich besonders aktive Probanden im Vergleich zu nahezu inaktiven Studienteilnehmern erstaunlicherweise eine Telomerlänge aufwiesen, die einem Altersunterschied von etwa zehn Jahren entspricht. Die Telomere der besonders aktiven Zwillinge seien um 200 Nucleotide länger gewesen als jene der besonders passiven, schreiben die Mediziner im Fachblatt Archives of Internal Medicine.[21]

---

[20] Becker M (14.04.2004) Alters-Gen: Forscher finden Pfad zum Jungbrunnen. Spiegel Online – Wissenschaft www.spiegel.de/wissenschaft/mensch/alters-gen-forscher-finden-pfad-zum-jungbrunnen-a-295220.html.

[21] Cherkas LF et al. (2008) The association between physical activity in leisure time and leukocyte telomere length. Arch Intern Med 168:154–158.

"Das ist eine interessante Beobachtung", sagte Karl Lenhard Rudolph von der Universität Ulm im Gespräch mit Spiegel Online. "Ein Problem der Alterung ist, dass die Funktion der Organe nachlässt", erklärte Rudolph. "Womöglich werden Entzündungsreaktionen gehemmt und so oxidativer Stress in den Zellen abgebaut, was sich positiv auf die Telomerlänge auswirken kann."[22]

Hier finden wir einen wichtigen Hinweis auf die einerseits nützlichen aber unter Umständen sehr schädlichen Sauerstoffradikale. Sie werden bei oxidativen Vorgängen im Körper erzeugt. Man kann sagen, je größer die Anstrengung, desto mehr Radikale werden ausgeschüttet. Wird ein bestimmtes Maß (chemisches Fließgleichgewicht) überschritten, brennen die Sauerstoffradikale Löcher in die Zellwände und lösen den Alterungsprozess aus. Deshalb sehen Marathonläufer oft ausgezehrt und alt aus. Der reine Energieverbrauch ist das Eine, aber die bei großen Anstrengungen erzeugten Nebenprodukte/Säuren, mit der Notwendigkeit, diese hinterher wieder abzubauen, das Wichtigere. Denn dazu wird nochmals Energie aufgewendet.[23]

Eine Studie der Justus-Liebig-Universität Gießen stellte bei Leistungssportlern im Gegensatz zu den bisherigen Annahmen eine verringerte durchschnittliche Lebenserwartung von nur 70,4 Jahren fest.[24] Das Intensivtraining provoziert geradezu eine exorbitante Produktion an Radikalen, die ein vorzeitiges Altern beschleunigt. Von den Mitgliedern der Nationalmannschaft für den modernen Fünfkampf zu meiner Zeit (1963–1966) bin ich der

---

[22] Dambeck H (29.1.2008) Spiegel Online.
[23] Prinzinger R (1996) Das Geheimnis des Alterns. Campus, Frankfurt, S. 393.
[24] Zittlau J (2012) Langweiler leben länger. Gütersloher Verlagshaus, S. 38.

einzige, der immer noch gesund ist. Die meisten sind schon tot.

Die Rolle des Sauerstoffs wird später noch erläutert, aber die Frage nach dem „Wieviel" im Sport wird immer dringlicher.

8

Wie viel Sport ist gesund?

Vom Sport wird erwartet, dass er die Gesundheit fördert. Leistungs- oder Spitzensport ist aber gesundheitsschädlich. Das Ausmaß von Verschleiß und Verletzungen entnehmen wir am Montag den Sportseiten der Tageszeitung. Dort wird ausgiebig über die Wiederherstellungszeiten (wie in der Kriegschirurgie) der Wettkämpfer spekuliert. Die Zahl der Sportverletzungen (ca. 2 Mio.)[1] hat schon seit langem die der Arbeitsunfälle (806.217 im Jahr 2021)[2] überholt und es müsste eigentlich eine spezielle Versicherung für Sportler geben. Sport ist wie eine Medizin: Die Dosis entscheidet über Wohl und Wehe. Der Begriff „Sport" stammt von dem lateinischen „disportare" ab und heißt „sich zerstreuen". Wir verstehen aber etwas anderes darunter, nämlich Kampf, Sieg und Niederlage, Ruhm, Ehre, Reichtum und Macht.

---

[1] Https://www.sicherheit.sport 5/2024.
[2] Deutsche Gesetzliche Unfallversicherung e. V. (DGUV) 5/2024.

These: Sport ist nicht das, was es verspricht

Sport ist Mord. Wer kennt das Wort von Winston Churchill nicht? Richtig ist, Sport ist nur so gesund, wie er betrieben wird, das heißt die Dosis bestimmt, ob er hilft, nutzt und heilt oder zum Gift wird. Wir wissen inzwischen, dass unsere Lebensenergien limitiert sind und dass wir unseren Energieverbrauch steuern können. Jeder Marathon verkürzt unser Leben, jeder Marathon nimmt Lebenszeit.

Es ist schon erwähnt, dass Tiere, die sich langsam bewegen und langsam fressen, wie Schildkröten, Krokodile oder die Grönlandhaie, erstaunlich alt werden können. Das lehrt uns: Übertriebenes Fitnesstraining – wie es auch unter vielen verantwortlich lebenden Zeitgenossen üblich ist – sorgt also nicht für ein längeres, sondern für ein kürzeres Leben.

Faulsein viel gesünder als übertriebenes Fitnesstraining. Wer statt einen Marathonlauf zu absolvieren lieber in der Hängematte liegt, wer statt Squash zu spielen einen längeren „Mittagsschlaf hält, hat die besten Chancen alt zu werden", fand der Mediziner Prof. Peter Axt (Fulda) heraus.[3] In keiner der von mir gefundenen Quellen über das Altwerden ist herausgehoben worden, dass intensiver Sport eine Rolle gespielt hätte. Im Gegenteil, allen Völkern mit hohem Anteil an alten Menschen ist gemein, dass sie keinen Spitzensport betreiben.

Da muss man aufhorchen. Was ist zu viel und was ist zu wenig? Zu viel sind sicherlich Extreme. Empfehlenswert ist ein moderates Training. Das leuchtet ein. Schon im Alten

---

[3] Axt P (19.4.2001) Hamburger Abendblatt, S. 28.

Testament ermuntert der Prediger (7,8) dazu: „Es ist gut, wenn du ausgewogen bist (lebst) und die Extreme meidest." Das so oft belächelte Golfspielen ist – neben dem Wandern – ein Beispiel für mäßige körperliche Aktivität. Golfer rennen nicht, sie gehen. Und: Golfspieler leben im Durchschnitt fünf Jahre länger als andere Personen.

Am besten haben die Golfer mit dem niedrigsten Handicap abgeschnitten, wie man am Karolinska-Institut in Stockholm herausgefunden hat.[4] Offenbar wirkt das Spiel im Grünen positiv auf die Gesundheit der Spieler. Anhand der Daten von 300 818 Golfern in Schweden zeigten die Wissenschaftler den gesundheitsförderlichen Effekt des Spiels auf.[5]

Aber in unserer Welt scheint das noch nicht realisiert worden zu sein. Gemessen an der Zahl aktiver Sportler in deutschen Sport- und Turnvereinen der 1970er-Jahre rennt heute ein immer kleinerer Teil an Menschen auf immer längeren Strecken, um sich selbst zu beweisen. Dabei ist Marathon noch die harmloseste Variante. Es gibt 100-Kilometer-Läufe, gar 1000-Kilometer-Läufe, durch Australien und die USA.

Es gibt Triathlons, Doppeltriathlons, Dreifachtriathlons (Lensahn in Schleswig Holstein mit 11,4 km Schwimmen, 540 km Fahrradfahren und 126,6 km Laufen)[6] und schon Zehnfachtriathlons in Mexiko.[7] Das ganze Programm wird ohne Unterbrechung absolviert. Man sieht den Wettkämpfern die Anstrengung und die Qualen im verzerrten Gesicht an und weiß, das kann unmöglich gesund sein.

---

[4] Ahlbom A. Spiegel Sport, 29.6.2009.
[5] Die Welt – Wissenschaft (4.6.2008) S. 32.
[6] www.triathlonlensahn.de/
[7] Spiegel Online – Spiegel T.V (2000) Regeneration muss sein: Siegerehrung verschlafen http://www.spiegel.de/sptv/reportage/a-101400.html.

Aber warum machen die Sportler das trotz des Risikos? Eine Mutter von drei Kindern gewinnt seit vielen Jahren alle Ultra- und Dreifachtriathlons bei Welt- und Europameisterschaften. Sie hat sogar einen Fünffachtriathlon gewonnen, für den sie über 74 h ununterbrochen auf den Beinen war. Die Frau arbeitete als biologisch-technische Assistentin einige Jahre in der Forschung für Immunbiologie. Sie müsste eigentlich wissen, was biologisch in ihrem Körper vor sich geht. Dennoch macht sie weiter.

Das Immunsystem stürzt dabei ab und erholt sich erst nach Ablauf von sieben Regenerationstagen. Und trotzdem unterziehen sie ihren Körper immer wieder dieser Tortur. Rational zu verstehen ist das nicht. Es kann nur dadurch erklärt werden, dass die völlig übersäuerten Körper der Sportler als Gegenmaßnahme Betaendorphine in großen Mengen ausschütten. Menschliche Zellen können bei Schmerzen eigenständig Morphium und verwandte Substanzen bilden. Die Produktion verläuft dabei ähnlich wie die von Opium beim Schlafmohn. Einer der Wirkstoffe im Opium ist Morphium.[8]

Das mindert die Schmerzen und bewirkt, dass die Betroffenen „sozialverträglich" bleiben. Sie sind in der Lage, selbst dann noch weiter zu laufen, zu radeln und zu schwimmen, wenn Ermüdungsbrüche in den Beinen längst die Überforderung des gepeinigten Körpers anzeigen. Eigentlich müssten sie dabei aggressiv werden.

Aber die meisten Deutschen handeln nach dem Motto: Wenn schon Sport, dann richtig. Es muss schon ein bisschen weh tun, damit es wirkt. Die altruistische und christliche Sichtweise „Liebe deinen Nächsten wie dich selbst"[9]

---

[8] Zenk M (21.9.2004) Die Welt, S. 35.
[9] Bibel, Galater 5,14.

richten wir sehr wohl an andere, aber nicht an uns selbst. Da beuten wir uns eher aus.

An dieser Stelle möchte ich an einen berühmt gewordenen Versuch von Hollmann erinnern. Er untersuchte mit seinem Team, inwieweit die Ausschüttung von Betaendorphinen die Schmerzgrenze verschiebt.

Er ließ eine Gruppe von Sportstudenten auf dem Fahrradergometer jenseits der aeroben Schwelle trainieren und stellte fest, dass die Probanden dabei und bis zehn Minuten nach dem Ende des Versuchs eine um 30 % nach oben verschobene Schmerzgrenze hatten. Sie wiesen eine über 300 % höhere Konzentration an Betaendorphinen im Blut auf, das heißt, sie waren unempfindlich gegen Schmerzen geworden.

Als der Versuch ein paar Tage später wiederholt wurde, spritzte man den Studenten vor dem Intensivtraining die Substanz Naloxon, die die Wirkung der Betaendorphine aufhebt. Das Ergebnis war ein Fiasko. Die vom Schmerz gepeinigten Studenten waren so erbost, dass sie beinahe den Versuchsleiter aus dem Labor geprügelt hätten.[10] Wettkämpfer, auch Freizeitsportler, können die beim Laufen entstehenden Schmerzen nicht registrieren. Gäbe man ihnen vor dem Sport Naloxon, würden sie wahrscheinlich laut schreiend durch den Wald rennen.

Die Sucht nach immer größeren Herausforderungen ist ein primitives menschliches Verlangen. Fest steht, dass eine immer kleiner werdende Gruppe von Extremsportlern immer längere Strecken als Herausforderung sucht. Man kennt sich untereinander und trifft sich regelmäßig dort, wo die nächste noch größere Herausforderung wartet. Auf

---

[10] Hollmann W, Strüder HK (2009) Sportmedizin: Grundlagen für körperliche Aktivität, Training und Präventivmedizin. Schattauer, Stuttgart, S. 29.

die Frage nach dem Sinn antwortet man unisono, dass man die „Grenzen ausloten und sich wohl fühlen" wolle.

Der Theologe, Philosoph und Journalist Dr. Frank Hofmann ist stolz darauf, zahlreiche Marathons, Triathlons und sogar den Iron Man mitgemacht zu haben. Er antwortet auf die Frage: „Was bedeutet Ihnen das Laufen?" „Auf der Suche nach einer persönlichen Herausforderung entdeckte ich, was man alles aus einem Körper herausholen kann[!]. Da sieht man: Deine Grenzen gehen viel weiter, als du es jemals gedacht hast. Der Körper kommt durch das Laufen in einen ganz speziellen Zustand. Heute laufe ich immer noch täglich, indem ich eine Stunde für mich habe, in der mir niemand vorschreiben kann, was ich zu denken habe."[11] Der Wahn macht selbst vor höheren Einsichten nicht halt.

Eine gute Beschreibung des "runner´s high". Der hier gewünschte Ausdruck innerer Befriedigung ist nichts weiter als eine Lust am Betaendorphin, die komplexe Gedankengänge und das Wahrnehmungsvermögen blockiert. Keiner kann behaupten, dass das gesund geschweige denn alternsbremsend ist. Das Gegenteil ist richtig.[12] Es stimmt nachdenklich, dass sich keiner so richtig Gedanken darüber macht, offenbar auch nicht im Deutschen Sportbund, **der sich doch der Volksgesundheit** verschrieben hat.

Im heutigen Breitensport steigt die Tendenz zu Sportarten mit extremen Belastungen. Sie können deshalb zu Schäden führen, weil eine falsche Selbsteinschätzung viel häufiger im Breitensport als im Leistungssport zu finden ist.[13] Ärzte beklagen die Folgen dieser Entwicklung:

---

[11] Christliches Medienmagazin pro (6/2013) S. 37.
[12] Prinzinger R (1996) Das Geheimnis des Alterns. Campus, Frankfurt, S. 388.
[13] Dickhut HH (3/92) Der Internist. S. 129.

„Bei Übertraining, Periodisierung des Trainings, bei pausenlosen Wettkämpfen usw. haben wir einen signifikanten Asthmaanstieg zu verzeichnen. Es ist geradezu pervers, dass Verletzungszeiten heute der allgemeinen Regeneration dienen."[14] Und wer weiß schon von Blutverlusten beim Marathonlaufen? Dr. med. P. Weber der Uni Tübingen: „Bei 85 % aller Ultramarathonläufer sind ‚gastrointestinale' (sog. okkulte intestinale) Blutverluste festzustellen."[15]

Über einen Tod beim Joggen hört man hin und wieder etwas. Eines der größten Unglücke im Sport ist der plötzliche Herztod.[16] Das berühmteste Beispiel ist der Bote namens Aristion oder Pheidippes, der im Jahre 490 vor Christus die Nachricht des Sieges der Athener unter Miltiades über die Perser bei Marathon nach Athen überbrachte und auf dem dortigen Marktplatz tot zusammenbrach. Die berühmte Legende hat sich vermutlich nicht wirklich zugetragen und wurde vom römischen Geschichtsschreiber Plutarch (etwa 46–125 nach Christus) oder vom syrischen Schriftsteller Lukian (120–180 nach Christus) erfunden.

Die historische Entfernung für den Marathonlauf wurde festgelegt, als der Startschuss des Laufes anlässlich der Olympiade in London im Jahre 1908 im Schlosspark von Windsor stattfand und von dort aus zum 42,195 Kilometer entfernten Ziel im White-City-Stadion führte.[17] Aber es scheint doch mehr dran zu sein. Prof. Dr. Richard

---

[14] Graf (14.6.2001) Deutschlandfunk.
[15] Weber P (3/92) Der Internist. S. 154.
[16] HAMBURG-MARATHON 2024, Hamburger Abendblatt, Junger Läufer kollabiert kurz vor dem Ziel und stirbt, 29.04.2024
[17] Reimers CD (2003) Gesundheitliche Auswirkungen körperlicher Aktivität. In: Neurologie, Psychiatrie und Sport. Thieme, Stuttgart, S. 46–55.

Rost: „Nach einer niederländischen Studie sterben von allen Sportarten die Jogger am häufigsten während der Sportausübung."[18]

Man kann sagen, dass die deutschen Freizeitjogger in der Regel viel zu schnell laufen. Sie bewegen sich oberhalb der aerob/anaeroben Schwelle im übersättigten Bereich (zu hohe Milchsäurekonzentration), bei dem der Trainingseffekt nur sehr gering ist. Die meisten laufen mit einer Trainingsgeschwindigkeit von 10–15 km pro Stunde nach dem Motto: Je schneller, desto besser. Aber selbst die Marathonläufer der Weltspitze trainieren nur mit Tempo 10–11 km pro Stunde.[19]

Und noch einmal: Ja, Joggen macht high – und schmerzfrei. Das belegt auch eine andere Studie. Joggen betäubt nicht nur Schmerzen, sondern steigert auch das Wohlbefinden. Ob und wie Langstreckenlaufen Depressionen verjagt, sollen weitere Untersuchungen zeigen. Forschern der Technischen Universität München und der Universität Bonn ist es erstmals gelungen, die Ursache des Hochgefühls beim Langstreckenlauf, auch "runner`s high" genannt, zu belegen.

Die Ergebnisse der Studie sind auch für Patienten relevant, die unter chronischen Schmerzen leiden: Die körpereigenen Opiate, die oben genannten Endorphine, werden nämlich in Hirnbereichen ausgeschüttet, die an der Unterdrückung von Schmerzen beteiligt sind. Das bedeutet schlussendlich, dass Jogger ihre körperlichen Beschwerden nicht wahrnehmen (Abb. 8.1).

Signifikante Veränderungen des Hoch- und Glücksgefühls nach dem Ausdauerlauf haben Suchtpotenzial. Die

---

[18] Rost R (1994) Sport und Gesundheit: Gesund durch Sport. Gesund trotz Sport. Springer Berlin/Heidelberg/New York, S. 193.
[19] Rost R (25.4.1989) Neue Ärztliche.

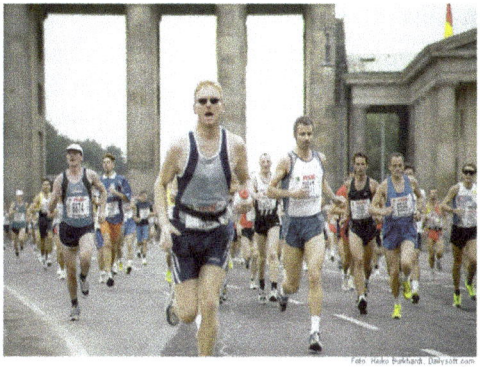

Abb. 8.1 Körperliches Verausgaben verursacht die Freisetzung von Endorphinen, die zu einer verringerten Schmerzempfindlichkeit und Euphorie führen. Der Endorphinspiegel liegt dann bis zu 300 % über dem bei Ruhe gemessenen. (© Heiko Burkhardt. Dailysoft.com)

vermehrte Produktion von Endorphinen durch Ausdauerlauf dient dem Körper als körpereigenes Schmerzmittel.[20] Damit haben wir nun definitiv die Erklärung für das Verlangen nach anstrengendem Laufen, nach immer längeren Strecken und häufigeren Terminen. Und man kann in Deutschland quasi an jedem Wochenende einen Marathon laufen.

Wie oft höre ich beruhigende Worte: „Nein, ich überfordere mich nicht. Ich habe ein gutes Körpergefühl." Wie trügerisch das ist. 98 % aller Freizeitsportler waren immer dann, wenn sie ihrem Körpergefühl folgten, „am Rande des körperlichen Zusammenbruchs". Denn, wenn Freizeitsportler bei körperlichen Anstrengungen meinten, sich wohl zu fühlen, befanden sie sich bereits regelmäßig im übersäuerten Bereich, ohne es selbst jedoch zu glauben.

---

[20] Welt Online – Wissenschaft (3.3.2008).

Sie waren objektiv um das Drei- oder sogar Vierfache an Milchsäure (12,5 Millimol pro Liter Körperflüssigkeit) übersäuert, gemessen an dem, was eigentlich gesundheitlich optimal gewesen wäre (2–4 Millimol pro Liter Körperflüssigkeit).[21]

Weil aber bei diesen Belastungen im Vergleich zur muskulären Ruhe bis zu 300 % mehr Betaendorphine ausgeschüttet werden, wird der Aktive über seinen wahren Gesundheitszustand getäuscht und wähnt sich im Leistungshoch. Diese Substanz suggeriert eine euphorische Empfindung, während er sich bereits am Rande des körperlichen Zusammenbruchs befindet.[22] Und er selbst merkt es nicht.[23]

Es ist so: Freizeitläufer überschätzen sich. Diese Meldungen häufen sich. „80 bis 90 % aller Jogger haben im Verlauf ihrer Laufkarriere Beschwerden. Bei der Mehrzahl der Fälle sind diese behandlungsbedürftig", sagte der Freiburger Sportmediziner und Orthopäde Frank Mayer. Mayer geht davon aus, dass sich der Joggingboom der vergangenen Jahre noch deutlicher als bisher auf die Medizin auswirken wird.

„Die Zahl der beim Joggen Verletzten wird aller Voraussicht nach weiter steigen. Es stehen zunehmend Beschwerden der Achillessehne, bei Freizeitsportlern vor allem auch Wirbelsäulenbeschwerden im Vordergrund", so der Sportmediziner. Hintergrund: Rückenprobleme sind eine Volkskrankheit. Durch Laufsport werden diese in der Regel wegen des Stresses durch die zusätzliche Belastung häufig noch verstärkt.

„Die meisten Läufer unterschätzen die Gefahr, die vom Joggen ausgeht." Viele würden sich gleich zu Beginn über-

---

[21] Völker K (1./2.6.1988) Neue Ärztliche. Nr. 103.
[22] Völker K (1./2.6.1988) Neue Ärztliche. Nr. 103.
[23] Völker K (1./2.6.1988) Neue Ärztliche. Nr. 103

anstrengen. Der Oberarzt für rehabilitative und präventive Sportmedizin an der Uniklinik Freiburg leitet ein Forschungsprojekt, das sich mit der Reduktion von Laufsportverletzungen beschäftigt. Unterschätzt werde die Gefahr von Ermüdungsbrüchen. Dabei handelt es sich um kleine Mikrorisse vor allem im Schien- und Wadenbein sowie im Mittelfuß.[24]

Das aber scheint Spitzensportler wenig zu beeindrucken. Auf die Frage des Reporters der Lübecker Nachrichten: „Sie sind jetzt 32 Jahre alt. Wäre Helsinki der letzte große internationale Zehnkampf ihrer Karriere?", antwortet der Zehnkämpfer und Olympiateilnehmer Mike Maczey: „Das kann ich zum jetzigen Zeitpunkt nicht sagen. Ich warte ab, wie sich mein Körper verhält und was er noch hergibt."[25]

Hier wird der eigene Körper auf reine Funktionalität und zum Sklaven degradiert. Eine bemerkenswerte innere Distanzierung: Der Körper hat sich mir unterzuordnen und meinen Befehlen zu gehorchen. Von Mitleid keine Spur. Der Körper als lebenslang bester Freund? Fehlanzeige.

Über 50 % der Freizeitjogger sind ahnungslos und wissen nicht, dass sie durch unbedachtes Joggen und ähnliche Sportaktivitäten ihre Gesundheit schädigen, weil sie am Rande des Zusammenbruchs trainieren. Das ergab eine Studie der AOK.[26] Ich selbst kann bestätigen, dass ich nie so oft krank war als in den Jahren zwischen 1961 und 1966, in denen ich als Spitzensportler ein Hochleistungstraining durchführen musste. Es ist paradox, aber je intensiver wir trainierten, umso anfälliger wurden wir für Krankheiten, die uns im entscheidenden Moment zum Hindernis wurden.

---

[24] Mayer F (20.7.2002) RP-Online – Journal.
[25] Lübecker Nachrichten (9.11.2005) S. 29.
[26] Studie AOK, Berlin/Inst. f. Sportmedizin und Herzkreislaufforschung, Köln vom 28.10.2003.

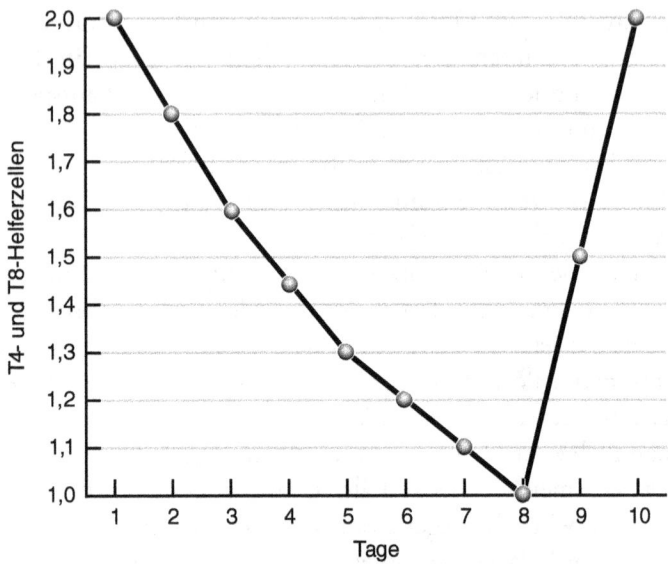

Abb. 8.2 Verhältnis von T4- zu T8-Helferzellen nach einem Langstreckenlauf

Britische Wissenschaftler der University of Nottingham fanden heraus, dass vier Stunden anstrengendes Jogging, gemessen an 20 Joggern, um 77 % höhere Konzentrationen an Phenylessigsäure ergaben (Abb. 8.2).

Je höher die Belastung, desto höher die Konzentration. Das heißt, dass der gesamte Haushalt an Immunglobulinen extrem belastet war.[27] Phenylessigsäure ist hoch giftig und im Handel meldepflichtig. Die Zahl der T4/T8-Helferzellen stürzen ins Bodenlose ab, die Zellen werden inaktiv und können ihre wichtige Aufgabe in der Immunabwehr nicht mehr wahrnehmen. Sie erholen sich

---

[27] Deutschlandfunk (27.9.2001) Forschung Aktuell.

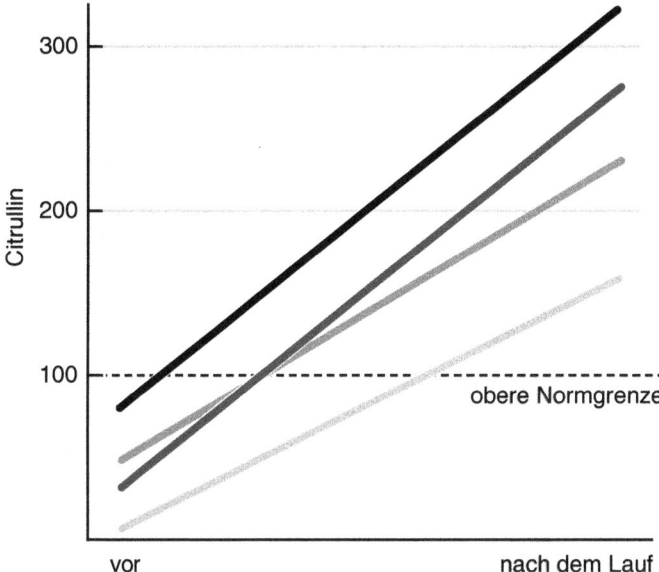

Abb. 8.3 Anstieg der Citrullinkonzentration bei vier Männern nach 30-minütigem Joggen

frühestens nach Ablauf einer Woche. Das gilt für HIV-Infizierte als böses Warnsignal.[28]

Ebenso ist es mit der Citrullinsynthese, die eine Mitochondropathie (Zellsterben) bewirkt. Bei einem nur 30-minütigen, anstrengenden Jogging entstehen als Stoffwechselabfälle sogenannte Citrullinsäuren. Ihre Konzentration stieg in einem in Rostock durchgeführten Versuch so stark an, dass die Versuche aus Gesundheitsgründen nicht weitergeführt worden sind (Abb. 8.3).

Chefarzt und Versuchsleiter Bodo Kuklinski meint dazu: „Joggen als Stress ist ein Nagel zum Sarg!"[29]

---

[28] Dimeo F (2004) Welche Rolle spielt körperliche Aktivität in der Prävention, Therapie und Rehabilitation von neoplastischen Erkrankungen. Deut Z Sportmed 55:177–182.
[29] Kuklinski B (2008) OM & Ernährung, Gesundheitsforum für Orthomolekulare Medizin. Sonderdruck 124.

Kein Wunder, dass ein bis zwei Prozent der Marathonläufer den Herztod erleiden. Prof. H.-V. Ulmer, Mainz, klagt: „Genauere Zahlen und Fakten werden offensichtlich unter Verschluss gehalten. Es ist geradezu ein Witz, dem langen Laufen Gesundheitsaspekte abgewinnen zu wollen."[30]

Dabei wissen wir es eigentlich besser. Es ist schon seit 20 Jahren bekannt, dass 50%ige Anstrengungen den größten Gewinn bringen. Das bewusste Zurücknehmen auf etwa 50 % der individuell vorhandenen Möglichkeiten lässt überproportionale Gesundheitsgewinne entstehen.[31] Das hat mich in den 1980er-Jahren dazu veranlasst, das Prinzip der subjektiven Unterforderung zu entwickeln.[32] Dabei geht es darum, sich nur so zu belasten, dass man glaubt, es sei zu wenig. Aber genau dann treten die größten Gesundheitsgewinne ein – joggeln statt joggen, radeln statt biken. Und man könnte hinzufügen: arbeiten statt sich pausenlos abzurackern.

Nach dem Prinzip der subjektiven Unterforderung ist es möglich, mit Untrainierten aus dem Stand 30 min lang anhaltend zu laufen, ohne zwischendurch anhalten zu müssen. Ich sehe noch, wie die Sportmediziner Lagerstrøm, Völker und Rost damals (1986) über meinen Eifer lachten und mir schrieben: „Das ist Unsinn!" Aber es hat bis heute sehr gut funktioniert.

Wir haben das seitdem mit über 30 000 Seminarteilnehmern ohne einen einzigen Ausfall so erlebt. Wenn wir zusätzlich die Information gaben, dass schon bei 15 min

---

[30] Ulmer H-V (3/92) AOK-Magazin, S. 5.
[31] Schilling RM (3/92) Der Internist. S. 161.
[32] Von Kunhardt G (1989) Keine Zeit und trotzdem fit. Brendow, Moers, S. 56 ff.

Ausdauerlaufen die lebensverbessernden Stoffwechselreaktionen für weitere zwölf Stunden anhalten, ist die Begeisterung groß. Für die meisten Teilnehmer war und ist dies der Start in ein regelmäßiges Bewegungstraining. Wir haben drei Aktenordner voll mit dankbaren Rückmeldungen.

Das hat für Anfänger eine große psychologische Wirkung: Ich schaffe es! Um eine Verhaltensänderung zu einem bewegungsaktiven Leben zu erreichen, muss die Angst vor dem Dauerlaufen mit dem Erlebnis des Gelingens genommen werden. Das gelingt spontan, wenn jemand, der vorher nicht aktiv war, überraschend ohne Probleme eine halbe Stunde gelaufen ist.

Bei Leistungssportlern findet man aufgrund ihrer ständigen Überanstrengung chronisch erniedrigte Mengen an B-Zellen. Unser Immunsystem ist ein empfindliches Stressorgan. Darum ist es nicht verwunderlich, dass der zweithäufigste Grund für den Trainingsausfall die von mir beschriebene Infektanfälligkeit ist. Und – bei Muskelkater (Riss der Z-Scheibe/Streifen in den Muskelfibrillen), beginnt erst ab dem dritten Nachbelastungstag ein regeneratives Stadium.[33] Dosiertes körperliches Training ist dagegen geradezu als Impfung zu betrachten, so Prof. Dr. med. Heinz Liesen (damals Arzt der deutschen Fußballnationalmannschaft).[34]

Und dann treten die erhofften günstigen Effekte ein: Der Herzschlag wird verlangsamt, weil es ein größeres Volumen hat und bei jedem Schlage mehr sauerstoffreiches Blut auswirft, der Herzmuskel profitiert, weil er durch das langsame Schlagen mehr Zeit für sich selbst hat, denn das Herz kann sich nur in den Schlagpausen selbst versorgen.

---

[33] Berg A (3/92) Der Internist. S. 169 ff.
[34] Bild am Sonntag (17.1.1993).

Die Blutgefäße ganz allgemein werden elastischer und verhindern die Einlagerung des schädlichen Cholesterins (LDL) usw.[35]

Wie sieht so ein dosiertes körperliches Training aus? Die Wissenschaftlerin Claudia Chae vom Brigham and Women's Hospital, Boston, berichtet im Focus: „Nur 11 bis 24 min Training an fünf Tagen in der Woche reichen aus, um das Herzinfarktrisiko um 46 % abzusenken. Wer täglich mehr trainiert, schneidet keineswegs besser ab. Das ergab unsere zwölfjährige Untersuchung von 22 000 Männern zwischen 40 und 80 Jahren. Sie wurden nach Dauer und Häufigkeit ihres Trainings befragt."[36]

Dazu hat das Institut für Herz-Kreislauf-Forschung in Köln überzeugend nachgewiesen, dass bereits bei einem dreiminütigen Training messbare Veränderungen im Körper feststellbar waren. Ein Qualitätssprung positiver Anpassung war nach sechs Minuten messbar. Aber einen Quantensprung zwischen Aufwand und Wirkung erzielten Probanden bei einer Trainingsdauer von durchschnittlich 12,5 min pro Tag (sechsmal die Woche)![37]

Das verdichtet und rundet die jüngsten Erkenntnisse über die Minima körperlicher Anstrengung zum Erhalt der Gesundheit einerseits ab und zeigt andererseits die Möglichkeiten der Schonung unserer Energiepotenziale auf. Heute gilt die Erkenntnis: Weniger ist mehr!

Nochmal: Ein Optimum an Herz-Kreislauf-Effekten ist bei etwa 50 % der individuellen Leistungsmöglichkeit gegeben![38] Auch Dr. Kenneth Cooper, der 1968 mit sei-

---

[35] Prinzinger R (1996) Das Geheimnis des Alterns. Campus, Frankfurt, S. 387.
[36] Chae C (17.11.1997) Focus. Nr. 47.
[37] Prof. Dr. Dr. mult. Wildor Hollmann, Institut für Herz-Kreislauf-Forschung, Köln, gegenüber dem Verfasser (1992).
[38] Schilling RM (3/92) Der Internist. S. 16.

nem Bestseller *Aerobics* Millionenauflagen erreichte, gestand nach mehreren Knochenbrüchen und schmerzhaften Fußverletzungen: „Ich habe meine Meinung geändert. Ich laufe heute weniger und leiste mehr!"[39]

Aber die Marathonläufer ignorieren hartnäckig die gesundheitliche Gefährdung. Laut einer bemerkenswerten Studie der Berliner Humboldt-Universität litten 40 % von 1540 befragten Teilnehmern des Berlin-Marathons 2001 unter typischen Beschwerden eines Übertrainings.

Nur knapp 25 % konnten ein Belastungs-EKG aus den letzten zwölf Monaten vorweisen, 60 % tranken zu wenig, sieben starteten trotz Fiebers, zehn zeigten gar Symptome einer Angina pectoris. „In diesem Zustand zu laufen, kommt einem Suizidversuch gleich!", warnt der Studienleiter Dr. Lars Brechtel.[40]

Heute wissen wir, dass ein mäßiges Training die Zahl der Herzinfarkte signifikant verringert, aber bei intensiven Anstrengungen, gemessen am Kalorienverbrauch, ebenso deutlich erhöht. Das zeigt die Grafik (Abb. 8.4) von Paffenbarger bereits 1978.

Der international bekannte „Muskelpapst" Werner Kieser fragte: „Wozu rennen die Leute? Jene in der verkrampften Phase traben mit verbissenem Gesichtsausdruck grußlos an einem vorüber. Sie durchleiden gerade die Phase zwischen aerober und anaerober Energiegewinnung. Völlig anders jene, die bereits das Stadium des Endorphinrauschs erreicht haben. Diese schweben mit entrücktem Lächeln und erweiterten Pupillen durch den Wald. Ein Zustand, in dem alle Probleme gelöst erscheinen und einem nichts mehr weh tut. Ein Mensch mit Verstand würde niemals den Berg hinunter rennen. Warum?! Weil solche Schläge

---

[39] Hamburger Abendblatt (15.08.1986).
[40] Focus – Perspektiven 42/2002 (14.10.2002).

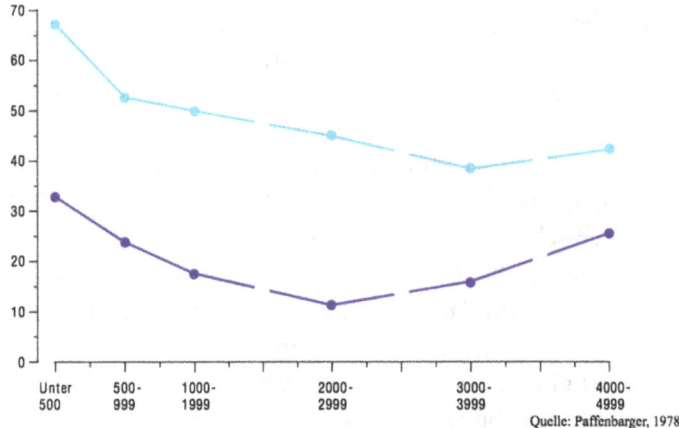

Abb. 8.4 Inzidenz eines Myokardinfarkts bzw. koronare Mortalität in Abhängigkeit von der körperlichen Aktivität, umgerechnet in Kalorienverbrauch. Die obere Linie zeigt alle, die untere Linie die tödlichen Herzinfarkte

mit dem Mehrfachen des Körpergewichts mehr als eine Zumutung für die Gelenke und die Wirbelsäule sind. Meine private Feldforschung offenbart drei Motive. Häufigstes Motiv, insbesondere von Läuferinnen: abnehmen! Zweithäufigstes Motiv, meist von Männern über 40: dem Herzinfarkt davonrennen! Drittes Motiv: die sportliche Leistungsfähigkeit verbessern. Das erste Motiv, laufen um abzunehmen, ist absurd. Das zweite, die Infarktphobie, ist hysterisch, und das Dritte schließlich ist ein Glaubensbekenntnis jenseits der Rationalität und damit weder argumentativ angreifbar noch begründbar. Wer läuft, um abzunehmen, verliert eben nicht nur Fett, sondern vor allem Muskelmasse, genauer, weiße Muskelfasern. Denn diese sogenannten „schnellen" Fasern sind für lang dauernde körperliche Aktivitäten nicht notwendig und werden des-

8 Wie viel Sport ist gesund?

halb dem Energiestoffwechsel zugeführt. Mit dem Muskelmasseverlust wird das mit dem Abnehmen anvisierte Ziel einer attraktiveren Figur in grotesker Weise verfehlt. Von 10 Kilo Gewichtsverlust sind etwa 7 Kilo Muskelmasse. So sieht man am Ende schlechter aus als zuvor."[41]

Werner Kieser forscht seit vielen Jahren über die eingesetzten und verbrauchten Energiepotenziale und dosiert das Muskeltraining in seinen Instituten streng. Er stellt fest: „Wir verbrauchen zu viel Energie an der falschen Stelle. Schon das Mineralwasser ist zum einen nicht besser und verbraucht zum anderen 300-mal mehr Energie als Leitungswasser."[42]

Um wie viel mehr werden die Lebensenergien bei einem Dreifachtriathlon verpulvert. Das Schlimme daran, diese Energien sind verloren, ein für alle Mal. Nicht mehr zurückzugewinnen.

Ich selbst habe 1964 auf diesem Gebiet die für mich entscheidendste Erfahrung gemacht. Weniger ist mehr. Nicht noch intensiver trainieren, sondern reduzieren, um erfolgreich zu sein. Ich war damals als Spitzensportler im modernen Fünfkampf in der Nationalmannschaft und es ging um die Teilnahme an den darauffolgenden Weltmeisterschaften. Ich hatte bereits als Mittelstreckenläufer gute Erfolge und gehörte auch zum Kader der Deutschen Crossläufer, die damals von Max von der Planitz betreut wurden.

Er hatte mir per blauer Matrize auf hektografiertem Papier einen Trainingsplan diktiert, der mich nach den ersten Übungsstunden zu der Erkenntnis kommen ließ: Das tut meinem Körper nicht gut. Das ist Quälerei. Da hört

---

[41] http://www.kieser-training.de/de/blog/2011/dec/23/wozu-rennen-die-leute/
[42] kieser-training (2011) Reflex 39, Ausgabe Österreich 1/2011.

der Spaß auf! Ich sollte zum Beispiel 40-mal 100-Meter-Intervalle in jeweils 12,5 s mit einer Minute Pause laufen. 12,5 s auf 100 m sind sowieso schon schnell, aber gleich 40-mal hintereinander mit nur einer Minute Pause, das war zu viel.

Nun war es damals nicht so, dass man am Bundestrainer hätte Kritik üben können. Man flog wegen Insubordination sofort aus dem Kader. Also sagte ich nichts und machte es anders. Ich reduzierte den Trainingsumfang von 40-mal auf 14-mal, so als hätte ich mich verlesen oder falsch gehört. Das Ergebnis war eine Sensation. Ich wurde bei den Deutschen Meisterschaften 1964 Sieger im 4000-Meter-Lauf in 13:20,1 min, was damals Weltbestzeit war. Daraufhin rief der Bundestrainer begeistert: „Seht ihr, wie wirksam mein Training ist?", und intensivierte das Training. Ich habe natürlich nichts gesagt und meine Schlüsse daraus gezogen. Bei der Weltmeisterschaft in San Antonio, Texas, gewann ich dann die Bronzemedaille hinter dem späteren Olympiasieger Jim Moore.[43]

Erst vor kurzem las ich von den wichtigsten Fitnesstipps für das Jahr 2023: Das neue kurze und intensive Training bis zur Erschöpfung, das High-Intensity-Interval-Training (HIIT), feiert ein Comeback. Ausgerechnet von der Techniker Krankenkasse.[44] Man greift sich an den Kopf.

Wir kennen das Phänomen, dass der Körper bei pausenlosem Energieeinsatz irgendwann streikt. Ist er ermüdet und kommt an seine Energiereserven, stellt er die Arbeit ein. Wenn er an die Grenze der letzten autonom geschützten Energiereserven stößt, die zum Überleben notwendig sind, bricht er zusammen. Sind die psychischen Energiereserven erschöpft, nennt man das Burn-out. Im

---

[43] Truppenpraxis. Sonderheft Sport (1965). Mittler & Sohn, Frankfurt.
[44] Techniker Krankenkasse https://www.tk.de 4/2023.

Spitzensport führt das leider oft zu Todesfällen, wo genau dann zu Dopingmitteln gegriffen wurde, um die letzten autonom geschützten Reserven doch noch zu aktivieren.

Tom Simpson gilt als der große Dopingtote: Mahnmal gegen das tödliche Gift des Ehrgeizes und des chemischen Betrugs. Er starb am 13.7.1967 bei der Tour de France. Sein Denkmal steht an der Strecke am Mont Ventoux. Zwei volle Amphetamin-Ampullen und eine leere steckten noch in der Tasche des Toten; der Inhalt weiterer Ampullen befand sich bereits in seinem Körper. Keiner fragte damals, wie der Mensch wirklich funktioniert – jeden interessierte nur, wer es am längsten schafft.[45] Beispiel ist auch die deutsche Leichtathletin Brigit Dressel, die 1987 an einem Schock starb und voller Dopingsubstanzen war, von den vielen Body-Building-Toten, die durch Anabolika starben, ganz zu schweigen.

Nein, es bleibt dabei: Sport ist nur so gesund, wie er betrieben wird. Es drängt sich förmlich der Gedanke auf, dass es immer dann ungesund wird, wenn der Körper durch Bewegung gestresst wird. Weil aber das Körpergefühl in dieser Hinsicht durch die Betaendorphine manipuliert wird, kann die Einsicht nur über den Verstand erfolgen. Dazu soll dieses Buch dienen.

Hochinteressant ist in diesem Zusammenhang eine australische Studie mit 4700 Probanden, die überhaupt keinen Sport machten, sich dafür aber im Alltag „unbequem" verhielten. Die Teilnehmer deponierten Telefone und Aktenordner im Büro so, dass sie jedes Mal aufstehen mussten, wenn sie gebraucht wurden. Die Probanden nutzten Stehpulte, stiegen Treppen, wo der Lift möglich gewesen wäre, parkten das Auto immer etwas weiter weg, um

---

[45] FAZ – Sport (13.7.2007) Tom Simpson, Opfer eines großen, brutalen Experiments.

dadurch einen kurzen zusätzlichen Weg per pedes machen zu müssen. Sie hatten erstaunlicherweise die gleich günstigen Blutfettwerte und waren genauso schlank und gesund wie Menschen, die regelmäßige Sport getrieben hatten.[46]

---

[46] Zittlau J (2012) Langweiler leben länger. Gütersloher Verlagshaus, S. 40.

# 9

Ist der Stress an allem schuld?

Richtig ist, dass Stress Krankheitsauslöser Nr. 1 ist. Er deprimiert das Immunsystem und hat Auswirkungen auf alle Bereiche des Lebens. Allerdings hat er auch positive Seiten und ist Ursache für den Erfolg der Leistungsgesellschaft. Dr. Hans Selye definierte Stress als „die unspezifische Antwort des Körpers auf eine Anforderung". Ist sie freiwillig, handelt es sich um Eustress, handele ich unter Druck, nennt man ihn Dysstress. Der Körper reagiert chemisch und verändert den Hormonhaushalt. Wenn unser Körper nach dem Gesetz kommunizierender Röhren im Gleichgewicht von An- und Entspannung bleibt, ist er leistungsfähig. Entsteht ein Missverhältnis, wird man krank. Sympathikus und Parasympathikus sind aufeinander angewiesen.

These: Stress raubt die meisten Energiepotenziale

Die Fakten sind:

- Stress ist der Krankheitsauslöser Nr. 1.[1]
- Stress erhöht den Muskeltonus und mindert die Durchblutung der inneren Organe.
- Stresspotenziale bewirken die Ausschüttung von Oxidantien (Zellwandzerstörer).

Die Wirkung ist beachtlich:

- Stress führt zu Blutdruckerhöhung (Aderstarre begünstigt Arteriosklerose), Blutfettwerterhöhung (Cholesterin) bis zu 24 %, erhöhter Blutgerinnung – (Herzinfarktgefahr), Erschöpfungssyndromen (Stresspotenziale sind Sauerstoffräuber).
- Stresshormone sind Megaimmunkiller und begünstigen die Entstehung von Allergien.
- Stress verursacht Rückenprobleme (zu 90 %).

Die Stressskala (Tab. 9.1) wurde von den amerikanischen Psychologen Holmes und Rahe 1967 entwickelt (Holmes-Rahe-Life-Changes-Scale)[2] und gilt heute noch als Orientierung für die Höhe der Belastung.

Diese Skala stimmt zwar immer noch bei den sogenannten historischen Lebensdaten, nicht aber im Tagesgeschäft, wo unvorhersehbare Ereignisse zur Reaktion zwingen – Unfreundlichkeit, Verkehrsprobleme, Tagesform, Erwar-

---

[1] SWR, Doc.Fischer, Stress als Krankheitsauslöser, 13.12.23.
[2] Holmes TH, Rahe RH (1967) The social readjustment rating scale. J Psychosom Res 11:213–218.

9 Ist der Stress an allem schuld?

Tab. 9.1 Stressskala

Rang	Ereignis	Stresswert
1	Tod des Ehepartners	100
2	Scheidung	73
3	Scheidung vom Ehepartner	65
4	Haftstrafe	63
5	Tod eines Familienangehörigen	63
6	Eigene Verletzung oder Krankheit	53
7	Heirat	50
8	Verlust des Arbeitsplatzes	47
9	Aussöhnung mit dem Ehepartner	45
10	Pensionierung	45
11	Änderung des Gesundheitszustands eines Familienangehörigen	44
12	Schwangerschaft	40
13	Sexuelle Schwierigkeiten	39
14	Familienzuwachs	39
15	Geschäftliche Veränderung	39
16	Erhebliche Einkommensveränderung	38
17	Tod eines nahen Freundes	37
18	Berufswechsel	36
19	Änderung in der Häufung von Auseinandersetzungen mit dem Ehepartner	35
20	Aufnahme eines Kredits über 10 000 US$	31
21	Kündigung eines Darlehens	30
22	Veränderung des beruflichen Verantwortungsbereichs	29
23	Kinder verlassen das Elternhaus	29
24	Ärger mit der angeheirateten Verwandtschaft	29
25	Großer persönlicher Erfolg	28
26	Anfang oder Ende der Berufstätigkeit der Ehefrau	26
27	Schulbeginn oder -abschluss	26
28	Änderung des Lebensstandards	25
29	Änderung persönlicher Gewohnheiten	24
30	Ärger mit dem Vorgesetzten	23
31	Änderung von Arbeitszeit und -bedingungen	20
32	Wohnungswechsel	20
33	Schulwechsel	20
34	Änderung der Freizeitgewohnheiten	19

(Fortsetzung)

Tab. 9.1 (Fortsetzung)

Rang	Ereignis	Stresswert
35	Änderung der religiösen Gewohnheiten	19
36	Änderungen der gesellschaftlichen Gewohnheiten	18
37	Aufnahme eines Kredits unter 10 000 US$	17
38	Änderung der Schlafgewohnheiten	16
39	Änderung der Häufigkeit familiärer Kontakte	15
40	Änderung der Essgewohnheiten	15
41	Urlaub	13
42	Weihnachten	13
43	Geringfügige Gesetzesübertretungen	11

tungen, Entwicklungen, usw. Die Unausweichlichkeit, sofort antworten und handeln zu müssen, weil wir es inzwischen technisch können, ist nicht nur Anforderung, sondern bedeutet oft eine Überforderung im Alltag. Sie fordert Seele, Geist und Körper heraus und verzehrt Lebenskraft. Nicht selten hat man den Eindruck, an einem Tag eigentlich nichts geschafft zu haben und fühlt sich trotzdem abends total erschöpft.[3]

Stress wird noch immer unterschätzt. Er beeinflusst das gesamte Leben, nicht nur die Lebensqualität, sondern in direkter Folge auch Gesundheit und Lebenserwartung. Nach einer aktuellen Studie zufolge ist Stress ebenso häufig Ursache für einen Herzinfarkt wie der Nikotinkonsum oder die Erkrankung des Fettstoffwechsels zusammengenommen.[4]

Lang anhaltender Stress lässt uns vorzeitig altern, manchmal so rasant und tiefgreifend, dass ein Mensch wie über Nacht ergraut erscheint, wie an dem ehemaligen Bundespräsidenten Christian Wulff zu sehen (Abb. 9.1).

---

[3] Julia Ballerstädt Brigitte, 19.03.2024.
[4] Wolf A (17.2.2007) Die Welt – Wissenschaft, S. W3.

9 Ist der Stress an allem schuld?

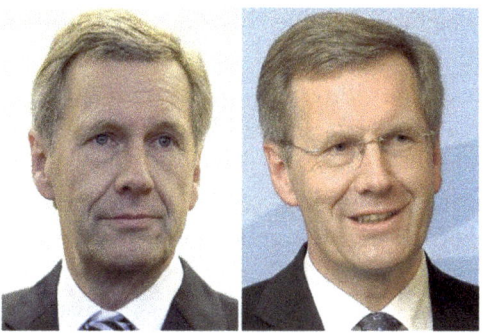

Abb. 9.1 Christian Wulff, 2013 (links, @picture alliance/dpa) und 2009 (rechts, @ Martina Noöte, CCBY-SA 3.0 DE

Was dabei im Organismus geschieht, hat die Wissenschaft inzwischen genauer erforscht.

Gerät der Körper unter Stress, schüttet er große Mengen an Hormonen wie Adrenalin und Cortisol ins Blut aus. Binnen Sekunden werden sämtliche Energiereserven für die Muskulatur mobilisiert und so körperliche Höchstleistungen möglich, um entweder angreifen oder sofort flüchten zu können. Was in der Steinzeit innerhalb weniger Sekunden lebensrettend war, ist heutzutage zur Dauerspannung geworden – mit fatalen Folgen für den Organismus.

Blitzartig wird der Blutdruck erhöht und die Blutgerinnung gesteigert, um bei Verletzungen nicht so schnell zu verbluten. Alles verfügbare Blut wird in die Muskeln umgelenkt. Die nicht für Angriff oder Flucht benötigten Organe werden minderdurchblutet und in ihrer Funktion eingeschränkt. Das betrifft die Magen-Darm-Tätigkeit genauso wie das Gehirn und die Sexualorgane mit Folgen bis hin zur Impotenz usw. Die Zellen des Immunsystems erlahmen und können nicht mehr ihre Schutzwirkungen entfalten. Die Nahrungsverwertung läuft auf Sparflamme, Vitamine und andere wichtige Nährstoffe werden nicht ausreichend gebildet bzw. den Zellen über das Blut zugeführt.

In den Zellen führen explosionsartig ansteigende Konzentrationen an Sauerstoffradikalen zu Schäden, die sich sogar im Erbgut nachweisen lassen und nicht mehr repariert werden können: Die Zelle und mit ihr das Erbgut altern. So kommt es unter anderem auch zu grauen Haaren: Immer mehr Defekte in den Zellen sorgen dafür, dass die Produktion des Farbstoffpigments nachlässt – die Haare werden grau. Diesen grundlegenden biologischen Prozess entdeckte 2004 die spätere Nobelpreisträgerin Elizabeth Blackburn zusammen mit ihrer Kollegin, der Molekularbiologin Elissa Epel von der University of California in San Francisco.

Vor Kurzem entdeckten Forscher der Universität Göteborg, dass Dauerstress auch das Risiko für das geistige Altern erhöht. Wie die Auswertung einer über mehrere Jahrzehnte laufenden Studie mit einigen Hundert Probanden ergab, ist das Risiko für eine Demenz umso höher, je mehr Stress im Alltag bewältigt werden muss.[5]

Auch Lärm bedeutet Stress und macht krank. Straßen- und Motorenlärm, Klingeltöne von Handys, musikalische Berieselung im Supermarkt, Popmusik aus dem Autoradio sind einerseits erwünscht, beanspruchen aber unsere Aufmerksamkeit und strapazieren unsere „Festplatte". Multitasking, das Parallelarbeiten, reduziert die Präzision unserer Arbeit, verlangsamt unseren Gedankenfluss. Das hat Folgen: Bluthochdruck, Allergien, Immunschwäche. Darüber berichtet Stephanie Strecker von der Arbeit der Akustikforscher des Robert-Koch-Instituts der TU-Berlin.[6]

---

[5] Von der Weiden S (15.11.2013) Warum Christian Wulff so schnell gealtert ist. Welt Online – Wissenschaft.
[6] Lübecker Nachrichten (9./10.5.2004) S. II.

Stress ist auch ein Suchtauslöser. Weil Stress einen chronischen Mangel an Betaendorphinen und Enkephalinen und damit einen Mangel an Wohlbefinden bewirkt, sucht der gestresste Mensch Ausgleich zum Beispiel durch Alkoholkonsum. Weil aber damit die entsprechenden Rezeptoren dauerhaft besetzt werden, werde das Opiatdefizit verstärkt und die Sucht vergrößert, so Prof. Kenneth Blum und Michael C. Trachtenberg, Pharmakologen der University of Texas in San Antonio.[7]

Stress ist dazu ein starker DHEA-(Dehydroepiandrosteron-)Räuber. Dieses Nebennierenhormon ist ein ausgesprochenes „Wellnesshormon". Sinkt durch Stress der DHEA-Spiegel im Blut,[8] verliert der Mensch seinen Schutz vor Übergewicht und Krebs. Das Immunsystem leidet und der erholsame Schlaf geht verloren. DHEA ist ein Gegenspieler des stressauslösenden Cortisols und deshalb als eine Art Notbremse von besonderer Bedeutung.[9] Auch deshalb sollten Stress und Hektik gezielt vermieden werden.

„Stress bewirkt sogar Arteriosklerose. Der Mechanismus, der den Stoffwechsel durch Stress beeinflusst, konnte letztlich nicht geklärt werden. Wir vermuten aber, dass die LDL-Rezeptoren in der Leber durch Noradrenalin gehemmt werden, wobei der artherogene Index [das Verhältnis von LDL zu HDL], der der Auslöser für die Arteriosklerose ist, dann signifikant negativ erhöht ist", so Prof. Dr. J. Siegriest, Abteilung für Medizinische Soziologie der Universität Marburg.[10]

---

[7] Neue Ärztliche Zeitung Nr. 2372 (4.12.1988).
[8] © 2022 GANZIMMUN Diagnostics GmbH.
[9] Hofmann I, Prinzinger R (1997) Das Geheimnis der Lebensenergie. Campus, Frankfurt, S. 123/124.
[10] Top medizin 6/88.

Prof. Dr. Gustav V. R. Born vom Department of Pharmacology des Londoner Kings College stößt beim fünften internationalen Arteriosklerose-Symposium in Münster ins gleiche Horn: „Erst Stress [Noradrenalin] löst die LDL-Aufnahme [Cholesterinablagerung] in die Gefäßwände aus. Da gleichzeitig die endogene Produktion von LDL um durchschnittlich 24 % steigt, ist die Auslösung der Arteriosklerose vorprogrammiert."[11] Nur bei Stress entsteht dieser gefährliche Mechanismus und nur dann werden die Herzkranzgefäße verengt. In der Schweiz sagt man folgerichtig zu einem Herzinfarktpatienten: „Er hat sich zammenkrampft."

Und weiter: „Die Entwicklung von Herzinfarkten kann mithilfe einer Untersuchung der durchgemachten nervlichen Belastungen und der derzeitigen Stressbelastung mit beträchtlicher Genauigkeit vorausgesagt werden. Die Persönlichkeit der Betroffenen ist dabei sechsmal so wichtig wie Bluthochdruck, Cholesterin und Rauchen zusammengenommen", so die Professoren Eysenck und Grossarth-Maticek im *Journal of social, political and economic studies*.[12]

„Mit fast 60 % ist Stress die Hauptursache von Unfall- und Gesundheitsrisiken im OP", sagte der Generalsekretär der Deutschen Gesellschaft für Chirurgie, Hartwig Bauer. Schuld daran sei der zunehmende Arbeitsdruck der Ärzte durch steigende Patientenzahlen, personelle Engpässe, lange Arbeitszeiten und technisch komplexe Geräte. Am wichtigsten sei es, die Kommunikation zwischen den Ärzten zu verbessern. Um Fehler zu vermeiden, sollten mehrere Ärzte einen Patienten operieren und während des Eingriffs miteinander reden.[13] Das wäre sehr zu wünschen,

---

[11] Neue Ärztliche Zeitung (6.10.1988).
[12] Neue Ärztliche Zeitung (26.8.1989).
[13] Welt Online – Wissenschaft (12.05.2007).

wird aber wegen der damit verbundenen Kostensteigerung wohl noch lange eine Utopie bleiben.

Stress lässt unsere Körperzellen rapide altern. Genforscher haben herausgefunden, dass die dauerhafte Belastung die Lebensdauer von Immunzellen begrenzt und so eine Reihe gefährlicher Krankheiten auslösen kann. Ein Forscherteam um Elissa Epel von der University of California in San Francisco stellte jetzt fest, dass die Immunzellen von Frauen, die seit Jahren unter starkem Stress standen, ziemlich alt aussehen.[14] Die Telomere waren deutlich kürzer als bei Frauen mit weniger Stress, schreiben die Wissenschaftler im Fachblatt PNAS (Online-Vorabveröffentlichung).

Die Entdeckung erklärt auch, warum Stress anfälliger für verschiedene Krankheiten macht. Bei den Frauen mit dem höchsten Stressniveau waren die Telomere so stark verkürzt, dass ihre Zellen biologisch gesehen rund zehn Jahre älter waren als die von Frauen mit wenig Stress. Die Forscher vermuten, dass eine erhöhte Produktion von Stresshormonen die Bildung der freien Radikale verstärkt. Diese wiederum schädigen die Telomerase.[15] Die beschleunigte zelluläre Alterung ist wahrscheinlich auch der Grund, warum bei Menschen mit Stress Krankheiten wie Herzprobleme und Immunschwäche häufiger auftreten als bei anderen, schreiben die Wissenschaftler.[16]

Allein Angst macht schon krank. 300 Studenten, die in einem mit PCB (polychlorierten Biphenylen) belasteten Gebäude gearbeitet hatten, klagten erst über Beschwerden, als das bekannt wurde. Vor allem diejenigen, die um

---

[14] Blackburn E, Tu was für deineTelomere, Mosaik, München 2017.
[15] Wikipedia: Die Telomerase ist ein Enzym des Zellkerns, welches aus einem Protein- (TERT) und einem langen RNA-Anteil (TR) besteht. Dieses Enzym stellt die Endstücke der Chromosomen, die sogenannten Telomere, wieder her.
[16] Spiegel Online – Wissenschaft (30.11.2004).

ihre Gesundheit am meisten besorgt waren, klagten über stärkere körperliche Beschwerden – unabhängig davon, wie lange sie sich in dem belasteten Gebäude aufgehalten hatten.[17]

Auch böse Menschen schränken ihre Lebenserwartung durch den von ihnen ausgehenden Stress erheblich ein – je feindseliger, umso mehr! Es liegt auf der Hand, dass Streit, Hass und Wut Lebensenergie im Schnellverfahren verbrauchen.[18] Eigentlich wollen sie anderen das Leben schwer machen, schaden sich letztlich aber nur selbst.

Der wichtigste Faktor für das Wohlbefinden und die gesundheitliche Stabilität des Menschen wird im Gegenteil in einer hoch interessanten deutschen Studie einem ganz anderen Gebiet zugeordnet: in einer persönlichen, emotionalen Gottesbeziehung. Wer sie hat, lebt laut dieser Studie über zehn Jahre länger.[19]

Das ist mal eine starke Aussage. Die Studie belegt, dass der wichtigste Faktor für das Wohlbefinden und der gesundheitlichen Stabilität des Menschen nachweislich die Religiosität ist (Tab. 9.2). In einer Gegenüberstellung von (aggressiv) Nichtreligiösen, Normalreligiösen und sehr Religiösen ergibt sich ein erstaunlicher Langlebigkeitsfaktor. Je hingebungsvoller demnach einer glaubt, umso gesünder bleibt und länger lebt er.

Interessant dabei ist, dass die Neurotiker am Schlechtesten abschneiden. Offenbar hat ihre Aggressivität das höchste Stresspotenzial. Zwanghafte Religion tut nicht gut. Zwang verkrampft, macht herzenseng, unflexibel, ver-

---

[17] Forsthövel C (27.9.2006) Die Welt – Wissenschaft, S. 37.
[18] Die Welt – Wissenschaft (1.9.2006) S. 27.
[19] JOELNEWS (www.joel-news.net), vormals Freitagsfax 2003–08, zitiert nach Grossarth-Maticek R (2000) Autonomietraining: Gesundheit und Problemlösung durch Anregung der Selbstregulation. de Gruyter, Berlin.

Tab. 9.2 Der Zusammenhang zwischen Glaube und Lebensdauer

religiöse Einstellung	Lebensdauer	Eintrittsalter für eine schwere chronische Erkrankung
Neurotischer Atheismus	63 Jahre	47 Jahre
Neurotisch religiöse Gottesbeziehung	64 Jahre	52 Jahre
Kirchlichkeit ohne persönliche Gottesbeziehung	72 Jahre	61 Jahre
Atheismus	73 Jahre	64 Jahre
Persönliche, emotionale Gottesbeziehung	84,7 Jahre	71 Jahre

kleinert den Entfaltungsfreiraum und lässt die Seele verkümmern.

Mormonen zum Beispiel werden älter und weniger krank. Mormonen ist der Genuss von Tabak, Kaffee, Tee und Coca-Cola verboten. Ihre Familien haben oft acht und mehr Kinder. Sie haben eine um durchschnittlich elf Jahre höhere Lebenserwartung als die übrigen US-Amerikaner. Der Epidemiologe James Enstrom, University of California, hat in einer Studie mit 5321 Hohepriestern der Mormonen und 4613 Ehefrauen festgestellt, dass Krebskrankheiten bei ihnen um 53 % und Herzkreislaufsterblichkeiten um 50 % seltener vorkommen als bei den übrigen US-Amerikanern.[20] Diese Feststellung müsste eigentlich zu einem Boom an neuen Mitgliedern führen.

Kalifornische Adventisten haben jedoch aufgrund ihres disziplinierten Lebensstils mit einem geringen Alkohol- und Nikotingenuss und einem bewussten Training in kircheneigenen Fitnessbetrieben(!) auch eine um zehn Jahre

---

[20] Netto US (2004) ideaSpektrum 24, S. 24/25.

längere Lebenserwartung als Vergleichspersonen. Der Rhythmus regelmäßiger Gottesdienste, das beharrliche Festhalten am Anderssein und die einander zugewandte Lebensweise geben ihrem Leben Sinn und Frieden und bescheren damit ein langes Leben.[21] Also noch nicht bei den Mormonen anfragen.

Es gibt viele Untersuchungen auf diesem Gebiet. Die Ergebnisse sind aber eindeutig: Wer betet, lebt gesünder und wird schneller gesünder. Mitchell Krucoff forscht darüber und kommt zu dem Ergebnis: Beten ist die älteste und hilfreichste Therapieform der Menschheit. Es hilft sogar gegen Depressionen. Beten versetzt in Ruhe, baut Stress ab. Es wirkt positiv auf das Herz-Kreislauf-System und auf die körpereigene Abwehr und ist religionsunabhängig.[22]

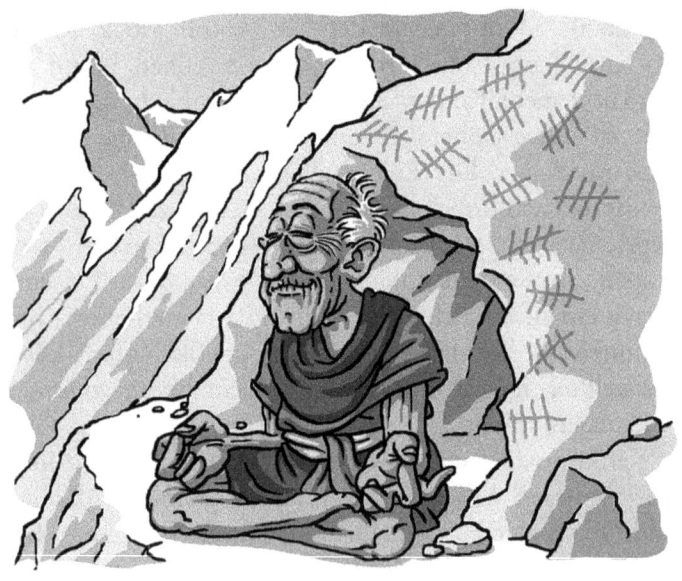

---

[21] Frase GE et al. (2001) Ten years of life. Arch Intern Med 161:1645–1652.
[22] Krucoff M (28.8.2005) Die Welt – Wissenschaft, S. 27.

Beobachtungen von Menschen, die ruhig und friedliebend leben, und Menschen wie jene in den USA, die sich vergrätzter alter Männer annahmen, zeigen, dass unsoziales Verhalten direkten Einfluss auf die Gesundheit hat. Die Studie der Harvard School of Public Health stellte bei 670 insgesamt feindseligen Männern mithilfe der sogenannten Cook-Medley-Skala fest, dass ihre Lungenkapazität und damit die Lebenserwartung je nach Feindseligkeit erheblich eingeschränkt war.[23] Es ist gesünder, den Menschen zugewandt zu leben, als umgekehrt.

Man kann sich vorstellen, dass es viel Energie kostet, Streit mit dem Partner, Ärger mit den Kindern, Nachbarn, Berufskollegen, auf der Arbeitsstelle und Mobbing zu haben. Was da an Energie verloren geht, ist zwar nicht quantifizierbar, aber wenn Hass entsteht, Erbstreitigkeiten sich zu Familientragödien entwickeln und die Familienbande letztlich zerstören, ahnt man, welche Energien wir oft an der falschen Stelle einsetzen. Beruflicher Stress und eine Scheidung dazu sind eine tödliche Mischung.

Anscheinend können verheiratete Männer besser mit Stress im Beruf umgehen. Geschiedene Männer hingegen haben unter beruflicher Belastung ein deutlich erhöhtes Risiko einen frühen Herztod zu erleiden. Zu diesem Ergebnis kam eine amerikanische Studie mit 12 366 Männern. Sie wurde von der amerikanischen Ärztegesellschaft im Fachjournal *Archives of Internal Medicine* veröffentlicht.[24]

Die Liste der Stressfolgen ist lang und ausgesprochen unersprießlich. Deswegen ist es viel spannender herauszufinden, was man gegen Stress tun kann und wie wirksam

---

[23] Die Welt – Wissenschaft (1.9.2006) S. 27.
[24] Deutschlandfunk (11.2.2002) Forschung Aktuell.

die Maßnahmen sind. Man glaubt es nicht und doch ist es seit Jahrtausenden schon bekannt. So einfach und sehr erwünscht ist der tägliche Mittagsschlaf. Wie gut haben es die Chinesen. Dort ist der Mittagsschlaf Grundrecht in der Verfassung.[25]

Über sechs Jahre lang wurden 23 681 Griechen im Alter zwischen 20 und 86 Jahren beobachtet, die bis dahin keinerlei Gefäßerkrankungen, Herzinfarkt, Krebs oder andere Gebrechen hatten. Wer dreimal in der Woche einen 30-minütigen Mittagsschlaf hielt, hatte ein um 37 % geringeres Risiko, einen Herzinfarkt zu bekommen. Wer dagegen systematisch jeden Tag in der Mittagszeit eine Ruhepause einlegte, hatte sogar ein um 64 % geringeres Risiko.[26] Auch Altersforscher Peter Axt aus Fulda lobt den Pausenschlaf: „Wer statt Sport einen längeren Mittagsschlaf hält, hat die besten Chancen alt zu werden."[27]

Das, worüber ich jetzt schreibe, ist das deutlichste Beispiel für die gesundheitlichen Folgen, wenn Stressereignisse beseitigt werden. Dabei geht es um Leben oder Tod. Kaum zu glauben, aber wahr! Der Neurobiologe Gerald Hüther berichtete von Erkenntnissen über Lachse, die nach ihrer Geburt in einem Bachlauf ins offene Meer schwimmen und dort so lange leben, bis sie geschlechtsreif sind. In der Paarungszeit machen sie sich auf den mühevollen Rückweg zu ihren Ursprüngen, nur dem Geruch ihrer Brutstätte folgend. Das ist eine rekordverdächtige Leistung!

---

[25] Reheis F (1998) Die Kreativität der Langsamkeit. Primus, Darmstadt, S. 212.

[26] Trichopoulos D (13.2.2007) Die Welt – Wissenschaft, S. 31.

[27] Axt P (19.4.2001) Hamburger Abendblatt, S. 28.

9 Ist der Stress an allem schuld?

In ihrem Zwang, sich paaren zu müssen, durchschwimmen sie das Meer, quälen sich die Flüsse hinauf, springen über Stromschnellen und Wehre, um dann oben nahe der Quelle zu laichen. Drei Tage nach dem Paarungserlebnis sterben die Tiere. Früher ging die Wissenschaft davon aus, dass sozusagen eine genetische Vorgabe im Gehirn der Lachse dafür sorgt, dass sie nach der Paarung sterben.

Neue Untersuchungen führten jedoch zu einer erstaunlich anderen Erkenntnis: Die Lachse sterben ausschließlich an Stress! Sie begreifen plötzlich, dass sie dort, wo sie sind, gar nicht leben können. Sie sind viel zu groß für das flache Wasser, haben viele Feinde, überall nur Lachse und nichts zu fressen – Panik unter den Lachsen, super Stress. Im Aquarium der Aquawelt wäre das nie passiert!

Stress wirkt sich auf die Gesundheit aus: Die Nebennieren sind extrem vergrößert. Dies löst andere medizinisch nachweisbare Stresszeichen aus. Der untersuchende Professor machte nun Folgendes: Er fing die Lachse unmittelbar nach der Paarung ein, markierte ihren Schwanz elektronisch und setzte die Lachse nach dem Ablaichen per Hubschrauber wieder im Pazifik aus. Tatsächlich starben sie nicht, sondern lebten ganz normal weiter und waren im nächsten Jahr pünktlich zur Paarungszeit wieder an der Stelle, wo sie gefangen wurden.[28]

Logisch wäre es, wenn die Lachse von selbst auf die Idee kämen, nach der Paarung wieder ins offene Meer zurückzuschwimmen. Aber das logische Denken ist unter

---

[28] Prof. Dr. Gerald Hüther (2011) Eröffnungsvortrag des Hauptstadtkongresses Medizin und Gesundheit, Berlin: „Kein Gesundheitswesen der Welt kann darauf verzichten, dass die Menschen selbst Verantwortung für ihre Gesundheit übernehmen – Anmerkung eines Hirnforschers".

Stress stark eingeschränkt, denn Stress dämpft genau die Hirnrindenareale, welche für das logische Denken verantwortlich sind. Die stressauslösende Situation – die Enge des Baches – ist nicht zu verändern. Die Tiere können also nur mithilfe von außen gerettet werden. Das Beispiel zeigt einerseits, welche fatalen Wirkungen Stress haben kann, andererseits wie einfach die Lösung des Problems sein kann.

Das kann auch sehr schön an den besonders in skandinavischen Ländern üblichen Orientierungslaufwettbewerben gezeigt werden. Diese Sportart verpflichtet die Läufer, mit Karte und Kompass ausgestattet bestimmte Punkte im Gelände (Wald) der Reihe nach anzulaufen, als Nachweis einen elektronischen Stempel auszulösen und nach Auffinden aller Punkte schnellstmöglich ins Ziel zu laufen. Das ist eine spannende und befriedigende Sportart.

Sie wird schon in Kindergärten geübt und im ganzen Land in der Schule gelehrt. Es gibt Meisterschaften, sogar Weltmeisterschaften. Wer nun glaubt, dass doch jeder schnelle Läufer eine Chance auf den Sieg hätte, täuscht sich. Nicht ein einziger der europäischen Spitzenathleten hat es je unter die ersten Zehn geschafft. Denn es gewinnt nicht der im Stadion schnellste Läufer, sondern derjenige, der am wenigsten übersäuert ist. Wer am Limit durch den Wald läuft, produziert so viel Milchsäure, dass seine Entscheidungsfähigkeit beeinträchtigt und er zu gravierenden Fehlentscheidungen verleitet wird.

Erschöpft an einem Posten ankommende Läufer müssen sich nach dem elektronischen Stempeln entscheiden, wohin sie anschließend laufen sollen: geradeaus, links, rechts, schräg links nach hinten, durch den Busch oder den Berg hoch? Ein übersäuerter Sportler trifft sehr viele falsche Entscheidungen und tut sich mit der Orientierung schwer. Die Schnellsten laufen häufig in die falsche Richtung und aus ist's mit dem Sieg.

Die Skandinavier machen die Siege unter sich aus. Warum? Sie rennen nicht drauflos, sondern teilen sich die Kräfte so ein, dass sie auch gegen Ende der Laufstrecke noch entscheidungsfähig bleiben. Sie laufen auch bei großen Wettkämpfen besonders am Beginn nach dem Motto: Mut zur Langsamkeit! Ein Beispiel, das für unser gesamtes Leben gelten könnte. Der renommierte Zeitplanmanager Prof. Lothar Seiwert sagt: Wenn du es eilig hast, gehe langsam.

Es wird heute bei allen gesundheitlichen Problemen gern auf die nicht zu verändernde genetische Disposition hingewiesen. Aber nicht nur Hirnforscher Seung ist da anderer Meinung, sondern auch Prof. Hüther, der auf den Fall der laichenden Lachse verweist. Bisher wurde steif und fest behauptet, dass der Tod der Lachse nach der Paarung eine genetische Bedingung sei. Das stimmt nicht: Es ist schlicht nur der Stress. Ändert man das, eröffnen sich völlig neue (teilweise lebensrettende) Perspektiven.

Was also tun? Anwendungen wirksamer Antistressstrategien haben erwiesenermaßen eine große Bedeutung für Lebensqualität und Lebenslänge. Deshalb noch ein kurzer Blick auf das, was man noch über Stressabbau weiß. Verzeihen zum Beispiel baut Stress ab und fördert das eigene Wohlbefinden. Zumindest bei Menschen, die 45 Jahre oder älter sind. Es gibt in dieser Altersgruppe einen deutlichen Zusammenhang zwischen dem Verzeihen und mentaler Gesundheit.

Forscher des Michigan Institute for Social Research berichten, dass Menschen, die anderen vergeben, zufriedener sind und seltener unter Problemen wie Nervosität leiden. Die Forscher vermuten als Grund für den positiven Effekt, dass das Verzeihen eine Art psychologisches Gegengift gegen Ärger sei. Ärger dagegen ziehe eine Reihe von psychischen Problemen nach sich.[29] Rechthaber gibt es genug in Deutschland. Zugeben, sich geirrt zu haben, ist eine Seltenheit und wäre doch so gut für die Gesundheit.

Die einfachste Form der Stressbewältigung ist die Bewegung. Der Präsident der Deutschen Gesellschaft für Innere Medizin, L. Demling, fasst zusammen: „Nichts ist so gut für Stressbewältigung, wie körperliche Aktivität bis zum Schweißausbruch."[30]

Eine dänische Langzeitstudie ergab: Bis zu sechs Jahre erlaufen sich Jogger an Lebenszeit.[31] Zwar leben Jogger in der Regel länger als Nichtläufer, die besten Aussichten haben aber offenbar Läufer, die höchstens dreimal wöchentlich insgesamt ein bis 2,4 h in niedrigem bis mittlerem Tempo unterwegs sind. Das ist das Prinzip der subjektiven Unterforderung.

Untersuchungen haben gezeigt, dass die koronare Herzkrankheit bei trainierten Läufern über 40 Jahren die Hauptursache für einen plötzlichen Tod während eines Laufes ist. Leben ältere Läufer also besonders gefährlich oder ist es nicht doch nur die Art des Laufens?

Um das allgemeine Mortalitätsrisiko von Joggern zu erfassen, wurden in der Zeit von 1976 bis 2003 17 589 gesunde Männer und Frauen zwischen 20 und 98 Jahren im Rahmen der Copenhagen City Heart Study untersucht und zu ihren körperlichen Aktivitäten befragt. 1878 Personen waren bekennende Jogger. Während der maximal 35-jährigen Beobachtungszeit starben 122 Jogger und

---

[29] Deutschlandfunk (12.12.2001) Forschung Aktuell.
[30] Prof. Dr. L. Demling (10.4.1988) Eröffnungsvortrag der 94. Tagung der Deutschen Gesellschaft für Innere Medizin, Wiesbaden.
[31] Schnohr P et al. (2012) Longevity in male and female joggers: the Copenhagen city heart study. Am J Epidemiol 178:319.

10 158 Nichtjogger. Für männliche wie weibliche Läufer errechneten die Autoren altersadaptiert ein um 44 % reduziertes Gesamtmortalitätsrisiko.

Nach Berücksichtigung weiterer Faktoren wie BMI, Rauchen und Alkoholkonsum ergab sich für joggende Frauen ein um 40 % und für Männer ein um 31 % niedrigeres Sterberisiko als bei Nichtläufern. So senkte schon eine Laufzeit von unter einer Stunde pro Woche das Sterberisiko gegenüber den Nichtläufern um 32 % und eine Laufzeit von ein bis 2,4 h um 42 %.

Bei höheren Trainingszeiten veränderte sich die Kurve jedoch: Bei Trainingszeiten zwischen 2,5 und 4 h wurden nur noch 21 % gewonnen und bei mehr als vier Stunden nur noch 14 %. Bei der Trainingshäufigkeit ergab sich ein ähnliches Bild: Bis zu dreimal Joggen pro Woche brachte 60 % Risikoreduktion. Wer öfter die Laufschuhe schnürte, hatte sogar ein erhöhtes Sterberisiko von 24 % gegenüber Lauffaulen. Dem entsprach eine dritte Subanalyse: Langsame Jogger verringerten ihr Sterberisiko um 63 %. Wer aber schneller lief, der schnitt letztlich sogar schlechter ab als die Nichtläufer.[32]

Nach Peter Axt aus Fulda kommt jedes Lebewesen mit einem vollen Energierucksack auf die Welt (2500 Kilojoule pro Gramm Körpergewicht). Diese Lebensenergie lässt sich in Kalorien pro Gram Körpergewicht bestimmen. Ist die Energie verbraucht, endet das Leben. Auch Axt behauptet, dass Gesundheit und Langlebigkeit von der Geschwindigkeit abhängen, mit der die Lebensenergie verbraucht wird.[33]

---

[32] Starostzik C (2013) Zum längeren Leben joggen. Ärztezeitung. 224:1.
[33] Hofmann I, Prinzinger R (1997) Das Geheimnis der Lebensenergie. Campus, Frankfurt, S. 47.

Mit unserem Lebensstil können wir also einen erheblichen Einfluss auf den Alterungsprozess nehmen. Lebensverlängernd wirken Verhaltensweisen, welche die Stoffwechselaktivität bremsen und Kalorien einsparen. Dem dienen: Sport nur in Maßen betreiben, lange schlafen, warm anziehen und auf Genussmittel, die den Energieverbrauch erhöhen, verzichten.[34]

Stress hat gravierende Folgen für Gesundheit, Lebensqualität und Lebensdauer. Und es gibt einfache Möglichkeiten, dem Stress wirksam zu begegnen. Drei praktische Hilfen zum Stressabbau sind:

- Bewegungsaktivitäten in moderater Intensität (wandern, joggeln, radeln, auf dem hochelastischen Trampolin schwingen[35] **usw.**); nach Thomas von Aquin: „Die Seele bedarf des Leibes, um zu ihrem Ziel zu gelangen."
- Abstand vom Stressereignis gewinnen (sich willentlich abwenden); Stressereignis herunterspielen (Was ist das schon im Lichte der Ewigkeit Gottes?!); Vogelperspektive einnehmen (Wie klein ist das in Wirklichkeit?)
- Entschleunigungsmaßnahmen ergreifen (Rituale angewöhnen, Mußezeiten suchen, „aussteigen", kleine Pausen machen, in Urlaub fahren, Hirn und Seele zur Ruhe kommen lassen); nach Bernhard von Clairvaux: „Du sollst dich nie und nimmer nur den äußeren Dingen zuwenden, sondern immer auch ein Quäntchen deiner Zeit für die Selbstbesinnung übrig haben."[36]

---

[34] Axt P (2007) Vom Glück der Faulheit. Herbig, München, S. 45.

[35] Www.bellicon.com

[36] Abt Bernhard von Clairvaux (* um 1090 auf Burg Fontaine-lès-Dijon bei Dijon; † 20. August 1153 in Clairvaux bei Troyes).

Nur darüber nachzudenken ändert allerdings wenig. Aufs Tun kommt's an und nicht aufs Reden! Wenn ich es will, muss ich mich irgendwann entscheiden. Ohne diese willentliche Entscheidung bleibe ich im Vagen und Ungewissen. Dann bleibt es nur ein sogenannter Silvesterwunsch: „Im nächsten Jahr wird alles besser", und es bleibt alles beim Alten.

10

Welchen Einfluss hat die Leistungsgesellschaft auf die Entstehung von Stress?

Die Triebfedern für den Fortschritt sind Ansehen und Ehre, Geld wie auch Habgier und der daraus entstehende Neid. Wir leben in einer beschleunigten Welt und – wie wir gerade erleben – in einer gläsernen Welt. Wir sind vor aller Welt entblößt, haben immer weniger Privates und weniger Zeit, obwohl die durchschnittlichen Arbeitsstunden nur noch 15 % unserer Lebenszeit einnehmen. Niemals zuvor hatten wir so viel Freizeit und Urlaub und trotzdem das Gefühl, keine Zeit zu haben. Und noch nie gab es so viele gestresste und chronisch kranke Menschen wie heute.

These: Durch Überinformation entsteht Verunsicherung

Kennen Sie die Geschichte vom Indianer in New York? Ein Indianer besucht einen weißen Mann. In einer Stadt zu sein, mit dem Lärm, den Autos und den vielen Menschen – all dies ist ungewohnt und verwirrend für ihn. Die beiden Männer gehen die Straße entlang, als der Indianer plötzlich stehen bleibt: „Hörst Du auch, was ich höre?" Der andere horcht: „Alles, was ich höre, ist das Hupen der Autos und das Rattern der Omnibusse." „Ich höre ganz in der Nähe eine Grille zirpen." „Du musst Dich täuschen. Hier gibt es keine Grillen. Und selbst wenn es eine gäbe, man könnte sie bei dem Lärm nicht hören." Der Indianer geht ein paar Schritte weiter und bleibt vor einer Hauswand stehen. Wilder Wein rankt an der Mauer. Er schiebt die Blätter auseinander und da sitzt tatsächlich eine Grille. Der andere sagt: „Indianer können eben besser hören als Weiße." „Ich bin nicht sicher", erwidert der Indianer, lässt sich ein 50-Cent-Stück geben und wirft es auf das Pflaster. Es klimpert auf dem Asphalt, Leute bleiben stehen und sehen sich suchend um. „Siehst du", sagt der Indianer, „das Geräusch, das das Geld gemacht hat, war nicht lauter als das der Grille. Und doch hörten es viele. Wir alle hören eben auf das, worauf wir zu achten gewohnt sind."

Dazu passt die Erfahrung des bekannten französischen Literaturprofessors Jaques Lusseyran. Er erblindete in der Jugend durch einen Fahrradunfall und berichtet in seinem Buch *Das wiedergefundene Licht*, dass er im Zweiten Weltkrieg gerade wegen seiner Blindheit in die Widerstandsbewegung „Résistance" berufen wurde, um nach den jeweiligen konspirativen Treffen zu erklären, ob alle Teilnehmer „sauber" oder ein Verräter unter ihnen sei. Er schreibt, alle hätten geglaubt, er habe ein besonders feines Gehör. Aber das stimme nicht. Er habe nur gelernt, sich seiner Sinne besser zu bedienen![1]

Keiner von uns kann sich dem gesellschaftlichen Wandel und seinen Folgen entziehen. Frei nach Wilhelm Buschs „Einszweidrei, im Sauseschritt – Läuft die Zeit; wir laufen mit"[2] sind wir vom Jäger und Sammler zum Schnäppchenjäger, TV-Konsumenten und Touristen mutiert. Geld regiert die Welt. Wir sind tatsächlich in nur einer Generation vom Muskelwesen ins Nervenzeitalter gewechselt. In einer Woche erleben wir so viele Menschenschicksale wie zu Martin Luthers Zeiten in einem ganzen Jahr. Und in einer Samstagsausgabe der Frankfurter Allgemeine ist mehr Wissen enthalten, als ein Mensch im 17. Jahrhundert in seinem ganzen Leben lernen konnte.

Wir sind überinformiert. Der Nobelpreisträger John Eccles klagt: „Innerhalb eines Jahres ist der Durchschnittsbürger so vielen Stunden Unterhaltung, Ideologie, Information und Überredung ausgesetzt, wie die gesamte Stundenzahl seiner gesamten Schulzeit. Dazu kommt die Wirkung von Presse, Film, ‚Bestsellern' usw., sodass heute die informierteste Bevölkerung aller Zeiten, zugleich auch die verwirrteste, verzweifeltste und verunsicherteste ist"[3] (Abb. 10.1).

Der Bundesbürger sieht heute im Durchschnitt fünf Stunden fern. Telefon, Fax, Handy, iPad und E-Mail machen jeden Menschen überall erreichbar. Dadurch ist der Muskeltonus deutlich erhöht (etwa zehn Prozent gegenüber vor 30 Jahren). Eine Masseurin unseres Instituts meinte, dass ihr die Patienten wie „gefrorene Hähnchen" vorkämen. Zunehmende Anspannung und Verspannung, besonders Blutdruck-, Blutgerinnungs- und Cholesterinerhöhung, machen Stress heute zu einer Lebensgefahr.

---

[1] Lusseyran L (1995) Das wiedergefundene Licht. dtv, München, S. 140.
[2] Wilhelm Busch (1832–1908), deutscher Zeichner, Maler und Schriftsteller.
[3] Eccles JC (1991) Das Wunder des Menschseins. Piper, München, S. 19.

122 G. von Kunhardt

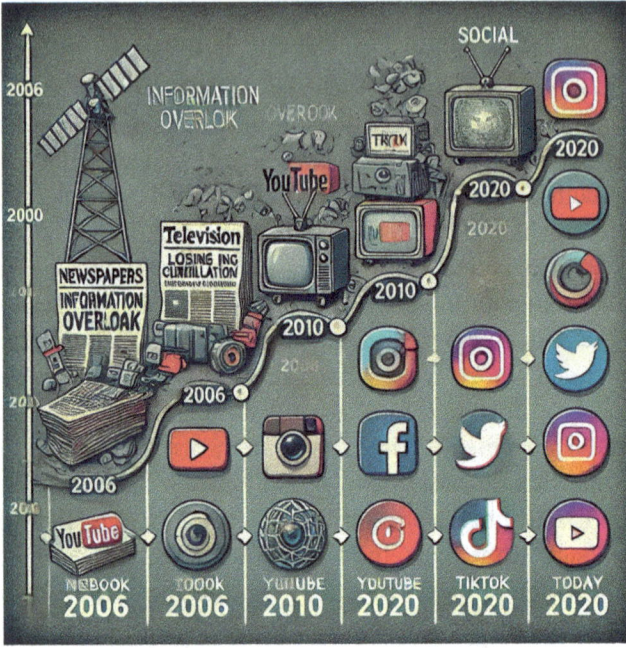

Abb. 10.1 Entwicklung der Informationsflut seit 2006

Der Freiburger Psychologe Michael Myrtek weist in seiner Studie „Fernsehkonsum bei Schülern" nach: Fernsehen macht dumm! Das vormittäglich erworbene Schulwissen kann schon deshalb nicht aus dem Kurzzeit- in das Langzeitgedächtnis übergeführt werden, weil bei Vielfernsehern buchstäblich keine Hirnkapazität mehr frei ist. Aus neurobiologischer Sicht dauert der Prozess der Überführung in das Langzeitgedächtnis und damit die Verankerung als gesichertes Wissen mindestens zwölf Stunden und wird entscheidend dadurch beeinflusst, was das Kind in den Stunden nach dem Erlernen des Schulwissens emotional erlebt. Deshalb ist eine Stunde Fernsehen am Tag für Elfjährige genug.[4]

---

[4] Vom Lehn B (11.2.2005) Pisa war auch eine physische Pleite. Rheinischer Merkur, S. 26.

10 Welchen Einfluss hat die Leistungsgesellschaft ...

Wir erleben jeden Tag den Stress auf der Straße. Zeitdruck, extrem dichter Verkehr, Parkplatzsuche und schlechte Sichtverhältnisse nerven die Autofahrer generell am meisten. Besonders jüngere Männer zwischen 25 und 37 Jahren reagieren aggressiv darauf.[5] Nicht selten lesen wir in der Tageszeitung Geschichten von Schlägereien um einen freien Parkplatz oder riskanten Überholmanövern.

Der Sinn des Urstresses war die Verbesserung der Fluchtmöglichkeiten. Er war lebensrettend und lebenssichernd. Heutiger Stress ist gesundheitsschädlich, weil durch die Blutdruckerhöhung eine Aderstarre eintritt mit der Folge, dass das Cholesterin als natürlicher Zellbaustein versucht, die durch den Druck entstandenen Schäden auszubessern. So entstehen Stenosen und Verengungen der Herzkranzgefäße.

Wir beißen die Zähne zusammen, ballen die Fäuste und platzen fast vor Wut, aber wir rennen nicht weg. Das wäre auch fatal bei einem Auffahrunfall. Heute können wir bei Stressereignissen nicht mehr wegrennen oder angreifen, stehen aber unter Dampf und sind voller Aggressionshormone. Deshalb ist es sinnvoll, das Tempo rauszunehmen. Aufgabe ist es, in unserem Leben die Balance zwischen Speed und Downsizing, zwischen Muss und Muße zu finden.

Unser Gehirn ist physiologisch nicht in der Lage, auf mehrere Dinge gleichzeitig zu reagieren. Wenn wir also versuchen, verschiedene Dinge parallel zu tun, wie telefonieren und E-Mails schreiben, rasen unsere Gedanken und unsere Aufmerksamkeit von einer Aufgabe zur nächsten und wieder zurück. Die Folge: Das Gehirn schafft nur die Hälfte der Leistung, die es erreichen könnte, wenn wir uns mindestens zehn Minuten lang mit nur einer Sache beschäftigen und diese erst zu Ende bringen. Auch Computer laufen langsamer, wenn gleichzeitig mehrere

---

[5] ADAC Motorwelt (3/2006) Heidelberger ADAC-Studie, S. 42.

Programme arbeiten. Multitasking lässt uns langsamer arbeiten und mehr Fehler machen, und es verursacht Stress.[6]

Der äthiopische Prinz Asfa-Wossen Asserate sieht uns so: „Seit ich aus dem von Krisen geschüttelten Afrika in das reiche, sichere Europa gekommen bin, habe ich den Eindruck, es stehe hier jedermann unter großem inneren Druck."[7] Das mindert die Qualität unserer Leistung. In der Tat ist es so, dass „Zeit vertrödeln" geächtet ist, ja geradezu als pervers gilt. Die von uns für den Urlaub so erwünschte Muße ist nicht mit Geschwindigkeit zu verbinden. Es gilt anzuhalten, innezuhalten und nicht noch besseren Lösungen hinterherzujagen, sondern eine Weile Pause zu machen.[8]

Das hat der dafür mit dem Gottfried-Wilhelm-Leibnitz-Preis geehrte Nils Birbaumer, Tübingen, veranlasst, die Leistungsfähigkeit des Gehirns unter Stress zu untersuchen. Er erkennt: „In unseren Untersuchungen zur Dynamik des menschlichen Gehirns bei produktiven geistigen Tätigkeiten konnten wir sozusagen empirisch bestätigen, dass die Wahrscheinlichkeit für das Auftreten neuer, überraschender Erkenntnisse und zu nie gekannten Einsichten zu kommen, dann am größten ist, wenn wir das menschliche Gehirn in Ruhe lassen, möglichst abgeschirmt von dem endlosen, die Aufmerksamkeit bindenden, äußeren Reizstrom. Unser gegenwärtiger Weltzustand bietet das gegenteilige Bild, sein wesentliches Charakteristikum scheint im Aufdringen überflüssiger Informationen zu bestehen."[9]

---

[6] www.uni-saarland.de/.../Zeitfalle_Multitasking.pdf Zeitfalle Multitasking (Gastbeitrag von Prof. Dr. Lothar Seiwert). Ganz schön gleichzeitig? Telefonieren und Auto fahren – beim Kochen fernsehen: Für viele von …
[7] Asserate A-W (2003) Manieren. Eichborn, Frankfurt.
[8] Claxton G (1998) Der Takt des Denkens. Ullstein, Berlin, S. 21.
[9] Dankesrede von Prof. Dr. Nils Birbaumer, Hirnforscher an der Universität Tübingen, anlässlich des ihm verliehenen Gottfried-Wilhelm-Leibnitz-Preises am 17.1.1995 im Wissenschaftszentrum, Bonn.

10 Welchen Einfluss hat die Leistungsgesellschaft …

Die einzige Möglichkeit, mit Erfolg aus unserer Tretmühle auszusteigen, ist das Nichtstun, das bewusste Ruhen. Wer so handelt, arbeitet qualifizierter und kommt zu besseren Ergebnissen. Wer immer „am Anschlag ist", erschöpft sich schnell und laugt seine Batterien aus. Verpasste Pausen lassen sich nicht aufschieben und später nachholen.[10] Die erfolgreichste Zigarettenwerbung aller Zeiten war das HB-Männchen mit dem Ausruf: „Mach mal Pause!"

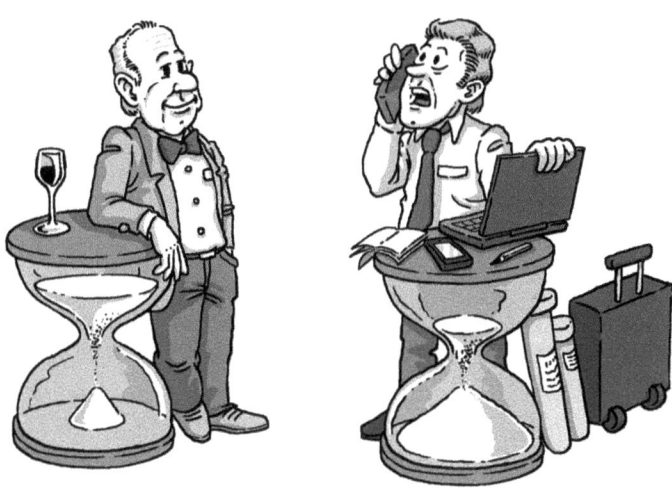

Auch das aktuelle Buch des Christlichen Professorenforums (einer Professorengesellschaft) *Warum unsere Zivilisation vor dem Zusammenbruch steht* mahnt dringend aus Sorge um den Erhalt unserer Zivilisation: „Pausen sind nötig – nicht nur zur Regeneration der Arbeitskraft, sondern zum Genießen des Geschaffenen, zur Freude und zum Dank und Lob des Schöpfers."[11]

---

[10] Hofmann I, Prinzinger R (1997) Das Geheimnis der Lebensenergie. Campus, Frankfurt, S. 98.
[11] Hahn H-J, Simon L (2013) Warum unsere Zivilisation vor dem Zusammenbruch steht. ideaSpektrum 50, S. 18.

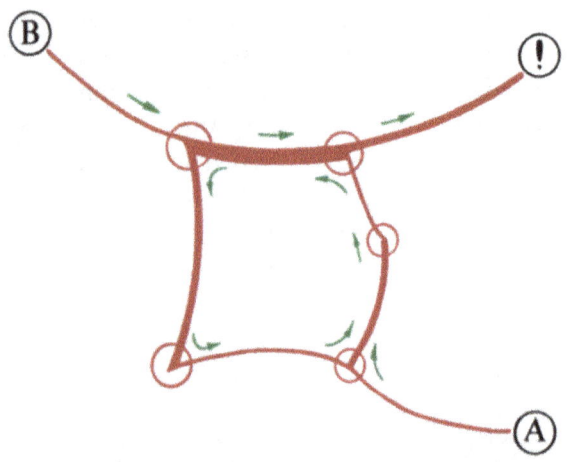

Je nach Einstiegspunkt wird ein unlösbares Problem lösbar.
Ein Aktivierungsstrom muß an jeder Kreuzung der dickeren Linie folgen.

Abb. 10.2 Je nach Einstiegspunkt wird ein unlösbares Problem lösbar. Ein Aktivierungsstrom muss an jeder Kreuzung der dickeren Linie folgen. (verändert nach Claxton G. (1998) Der Takt des Denkens. Ullstein, Berlin, S. 269)

In seiner „Landkarte der neuronalen Bahnen" (Abb. 10.2) zeigt Hirnforscher Guy Claxton, dass man nicht kreativ sein kann, wenn man angestrengt über eine Lösung nachdenkt; Kreativität gelingt nur im Zustand des Sich-Treiben-Lassens. Nur wenn man sich den Problemen von einer anderen als der gewohnten Sichtweise nähert, macht es plötzlich „Bing!" und man hat die Lösung. Er konnte nachweisen, dass sich Gedanken im Kreise drehen, wenn man die Lösung erzwingen will. Nur wenn man einen anderen Einstiegspunkt nimmt, gelingt es, eine Lösung zu finden. Durch Investition lassen sich Kraft sparen und Zeit gewinnen.

Guy Claxton verweist auf Einsteins Relativitätstheorie und andere Erkenntnisse großer Wissenschaftler: Diese

Erkenntnisse waren Eingebungen und nicht Resultat langer, bewusster Denkprozesse. Der Autor unterfüttert seine Thesen mit zahlreichen Beispielen aus empirischen Studien, ergänzt durch neurophysiologische Befunde aus der Medizin.

Wir erleben eine Reizüberforderung und werden von einer medialen Werbewucht überflutet. Es wird uns zu viel, wir reagieren gereizt und schalten in Werbepausen ermattet ab. Ein Sprichwort sagt: „Wer ungenießbar ist, kann nicht genießen." Das bestätigt das Londoner Marktforschungsinstitut Harris Research in einer internationalen Studie gerade uns Deutschen: „Die Deutschen sind keine Genießer. Wenn sie sich etwas Gutes tut, dann mit schlechtem Gewissen." Wir sollten uns an den Mittelmeerbewohnern ein Beispiel nehmen. Sie leben zwei bis drei Jahre länger als wir.[12]

Der Philosoph Fritz Reheis meint: „Die Beschleunigung von Produktion und Konsum macht den Körper geradezu zum Endlager für fremde Stoffe, die Psyche zum Endlager für fremde Motive."[13] Er weist im Übrigen darauf hin, dass die Nonstoppgesellschaft für die meisten Unfälle verantwortlich ist. Die HUK-Coburg berichtet, dass 24 % aller Unfälle durch Übermüdung und weitere 30 % durch mangelnde Aufmerksamkeit eintreten.[14] Wir sterben nicht, wir bringen uns selbst um.

Und da sind wir beim Schlaf. Schlafstörungen sind durch die Leistungsgesellschaft bedingt. „Durch beruflichen Stress, flexiblere Arbeitszeiten und das Rund-um-die-Uhr-Fernsehen schlafen wir durchschnittlich **60 min**

---

[12] Hofmann I, Prinzinger R (1997) Das Geheimnis der Lebensenergie. Campus, Frankfurt, S. 101.
[13] Reheis F (1998) Die Kreativität der Langsamkeit. Primus, Darmstadt, S. 99.
[14] Reheis F (1998) Die Kreativität der Langsamkeit. Primus, Darmstadt, S. 90.

weniger als vor 20 Jahren.[15] Deshalb haben 35 % der Deutschen Schlafprobleme und 800 000 Schlafstörungen, die dringend behandlungsbedürftig sind", so Prof. Dr. Jörg Hermann Peter auf dem fünften Deutschen Kongress für Schlafforschung und Schlafmedizin in Berlin.[16]

Untersuchungen zeigen: Ausreichender Schlaf und gute Freunde schützen vor Altersleiden. Gesunder Schlaf und gute Freunde senken bei älteren Frauen sogar das Risiko, an Osteoporose, Rheuma, Herzproblemen, Alzheimer und einigen Krebsarten zu erkranken, schreiben US-amerikanische Forscher der University of Wisconsin im Fachblatt PNAS. Zur Begründung heißt es, normalerweise stelle der Körper mit dem Alter ein spezielles Eiweiß (Myokin) her, das die Entzündungsreaktionen im Körper verstärke. Es sei das Interleukin 6. Chronische Entzündungsreaktionen erhöhten das Risiko für eine Vielzahl von Krankheiten.[17] Ein ungestörter Schlaf und gute soziale Kontakte führten dazu, dass weniger Interleukin 6 hergestellt werde und im Blut nachweisbar sei. Die Mediziner hatten Frauen im Alter zwischen 61 und 90 Jahren untersucht.

Aber zu viel Schlaf ist auch gefährlich. Das behaupten jedenfalls kalifornische Wissenschaftler der University of San Diego. Demnach sind sechseinhalb Stunden Schlaf in der Nacht optimal. Wer acht Stunden und länger schlafe, riskiere einen frühen Tod. Die Forscher untersuchten mehrere Jahre lang die Schlafgewohnheiten von über einer Million Erwachsenen. Dabei fanden sie heraus, dass Langschläfer – statistisch gesehen – früher sterben als

---

[15] https://www.tk.de/techniker/magazin/life-balance/besser-schlafen/wie-viel-schlaf-braucht-der-mensch 9.10.23.

[16] Rede von Prof Dr. Jörg Hermann Peter auf dem fünften Deutschen Kongress für Schlafforschung und Schlafmedizin am 13.6.97 in Berlin.

[17] Deutschlandfunk (6.12.2005) Forschung Aktuell.

Menschen, die weniger schlafen. Warum das so ist, wissen die Forscher nicht. Sie vermuten aber, dass zu viel Schlaf möglicherweise zu Atemstörungen führt, die schädlich sind für Herz und Hirn.[18]

Dagegen führt Schlafmangel zum Herzinfarkt. Chronischer Schlafmangel kann nach Erkenntnissen von US-Forschern das Risiko einer gefährlichen Herzerkrankung deutlich erhöhen. Wie Mediziner der University of Pennsylvania berichteten, bedeutet schon ein über fünf Nächte angesammeltes Schlafdefizit eine erhebliche Belastung für das Herz. Um die negativen Auswirkungen zu belegen, sind nach Ansicht der Autoren allerdings weitere Studien nötig.[19]

Falscher Schlaf führt – man glaubt es nicht – zu einer unerwünschten Gewichtszunahme. Kanadische Schlafforscher haben einen überraschenden Zusammenhang zwischen Schlafdauer und Körpergewicht nachgewiesen: Sieben bis acht Stunden Schlaf sind demnach gut für das Idealgewicht. Nicht mehr und nicht weniger. Zu lange und zu kurze Ruhe führt hingegen zu einer Gewichtszunahme.

Die Forscher hatten sechs Jahre lang die Schlafzeit und das Gewicht von 276 Erwachsenen beobachtet: Kurzschläfer mit fünf bis sechs Stunden Nachtruhe nahmen während der Studie knapp zwei Kilogramm mehr zu als diejenige, die sieben bis acht Stunden schliefen. Langschläfer (neun bis zehn Stunden) legten 1,6 kg mehr zu als Normalschläfer, berichten die Forscher im Journal Sleep. Die Probanden waren 21 bis 64 Jahre alt. Kurzschläfer hatten ein um 27 % höheres Risiko in den sechs Jahren fünf Kilo zuzunehmen als Normalschläfer. Bei Langschläfern war dieses Risiko um 25 erhöht. Karsten Müssig schreibt, dass

---

[18] Deutschlandfunk (18.2.2002) Forschung Aktuell.
[19] Welt Online – Wissenschaft (16.6.2007).

eine individuelle Beratung zur gesunden Schlafdauer beim Abnehmen helfen kann.[20]

Die Forscher um Jean-Philippe Chaput von der Laval-University in Quebec empfehlen, stets zu derselben Zeit ins Bett zu gehen, keine Sorgen mit ins Bett zu nehmen, nicht hungrig, aber auch nicht vollgestopft zu schlafen. Wer unzufrieden einschläft, verspannt sich unwillkürlich und schläft schlecht. Außerdem ist es hilfreich, sechs Stunden vor dem Schlafen keinen anstrengenden Sport mehr zu treiben, denn die dadurch ausgelöste Sauerstoffdusche macht das Gehirn wach und das Einschlafen wird so zur Strapaze.

Typische Zeichen sind Nacken-, Waden- und rückwärtige Oberschenkelschmerzen. Der Körper ist gewissermaßen „auf dem Sprung". – „Halte Dein Schlafzimmer ruhig, dunkel und ein bisschen kühl" und „Stehe jeden Morgen um dieselbe Zeit auf", rät das Team. Die Studie zeigt, dass Schlafmangel und übermäßiger Schlaf auf die Liste der Faktoren für Übergewicht kommen sollten.[21]

Wie kommen Langschläfer damit zurecht? Im Winter leiden sie besonders. Da gibt es den Verein „Delta t" in Dreieich (Hessen). Er kümmert sich um die Anliegen der „zeitversetzt und langschlafenden Menschen". Gerade im Winter wird vielen Menschen frühes Aufstehen zur Qual. Mit Faulheit hat das nichts zu tun. Und die gute Nachricht lautet: Schlafen und Aufstehen lassen sich lernen. „Es gibt durchaus biologische Gründe dafür, dass einige Menschen eher tags und andere eher nachts aktiv sind", sagt der Schlafforscher Jürgen Zulley von der Universität Regensburg.[22]

---

[20] K Müssig, Beratung zur Schlafdauer, Springer 2.6.2022.
[21] Welt Online – Wissenschaft (2.4.2008).
[22] Schmeis B (15.1.2008) Welt Online – Wissenschaft.

Die entscheidenden Hormone werden bei Nachtmenschen schlichtweg nicht ausgeschüttet. Daher gibt es „Eulen" und „Lerchen". „Die Lerchen sind die Frühaufsteher, die Eulen die Abend- oder Nachtmenschen", erklärt Tilmann Müller vom Schlafmedizinischen Zentrum der Klinik für Neurologie an der Universität Münster. Die Eulen seien aber nicht einfach Langschläfer. „In der Summe schlafen diese Menschen nicht mehr, sondern einfach nur zu einer anderen Zeit."

Leider läuft das in der Regel nur wenig konform mit dem Tagesrhythmus der meisten anderen Menschen. „Bis in den Vormittag zu schlafen, passt nicht in die protestantische Ethik", sagt Woog. „Schlafen wird in unserer Gesellschaft noch immer mit Faulheit oder Laster in Verbindung gebracht", meint auch Zulley.[23]

Nach Ansicht der Chronobiologen lässt sich Schlafen lernen. „Ob ein Mensch erst abends aktiv wird, hat auch viel mit Gewohnheit zu tun", sagt Zulley. Ein biologischer Hang zum späten Aufstehen lege sich aber mit der Zeit wieder. Die sogenannte senile Bettflucht treibe schließlich vor allem Ältere morgens früh aus dem Bett. Mit Disziplin können Eulen an sich arbeiten. „Man kann sich sein Schlafverhalten antrainieren", meint Müller. „Abendmenschen sollten sich zwingen, so ins Bett zu gehen, dass sie am nächsten Morgen einigermaßen ausgeschlafen sind."[24]

Eine andere Möglichkeit ist helles Licht am Morgen. Therapeutischen Nutzen haben simple künstliche Lichtquellen im Haus aber nicht. Dafür bedarf es einer speziellen Lichttherapiegeräte mit einer Lichtstärke von bis zu 10 000 Lux. Einfacher sind altbewährte Wachmacher: Eine kalte Dusche, Kaffee, raus an die frische Luft – damit

---

[23] Schmeis B (15.1.2008) Welt Online – Wissenschaft.
[24] Schmeis B (15.1.2008) Welt Online – Wissenschaft.

kommt morgens der Kreislauf auf Trab. Das beste Mittel ist aber immer noch, abends rechtzeitig ins Bett zu gehen.[25]

Zurück zum Stress. Stress ist nicht gleich Stress, das heißt einmal wirkt er direkt, indem er wie das Rauchen die Lunge angreift. Damit erhöht sich das Sterblichkeitsrisiko um den Faktor 1,6. Isolation und Einsamkeit dagegen greifen Seele und Psyche an. Das hat weitreichende Folgen. Das Risiko erhöht sich um den Faktor 2,0! Daniel Golemann schreibt deshalb in seinem Buch *Emotionale Intelligenz*: „Mitgefühl ist daher eine sehr gute Medizin!"[26]

Der Mensch ist ein soziales Wesen und Einsamkeit belastet ihn. Wissenschaftler, die das Gefühl untersuchen, stellen fest: Einsamkeit macht auch körperlich krank. Der US-amerikanische Psychologe John Cacioppo von der University of Chicago bezeichnet Einsamkeit daher auch als „sozialen Schmerz". Aber nicht die Psyche allein reagiert, wenn die Einsamkeit chronisch wird. Eine Analyse von 148 Studien mit Daten von 30 000 Probanden ergab: Menschen mit sozialem Rückhalt leben länger als jene mit weniger stabilen Beziehungen.

Die Analyse deutete darauf hin, dass Einsamkeit für die Gesundheit etwa ebenso schädlich ist wie Rauchen, Übergewicht oder Bewegungsmangel. Vor allem bei Männern wächst die Gefahr zu erkranken, wenn enge Bindungen fehlen. Eine repräsentative Umfrage des Instituts für Demoskopie Allensbach ergab, dass sich zwei Prozent der Deutschen sehr einsam fühlen. Weitere 16 % empfinden gelegentlich Einsamkeit.[27] Fast ein Fünftel leidet darunter, mit zunehmender Tendenz. Das Singledasein und die

---

[25] Schmeis B (15.1.2008) Welt Online – Wissenschaft.
[26] Golemann D (1995) Emotionale Intelligenz. Hanser, München, S. 227.
[27] Der Tagesspiegel – Wissen (1.9.2012).

10 Welchen Einfluss hat die Leistungsgesellschaft ...

ungewollte Kinderlosigkeit verschärfen die Gefahr für Einsamkeit.

Daniel Golemann bringt es auf den Punkt: „Immunsystem und zentrales Nervensystem sind aufs Innigste miteinander verbunden. Wer unter chronischer Angst, Melancholie, Pessimismus, nicht nachlassender Spannung, Aggressivität, Zynismus oder Argwohn leidet, trägt ein doppelt so großes Risiko, Asthma, Arthritis, Kopfschmerzen oder Herzkreislaufleiden zu bekommen."[28]

Starker Stress schadet sogar dem Gehirn. Disstress hat äußerst negative Auswirkungen auf die Gehirnleistung. Die Fähigkeit zum Planen, Denken und Urteilen wird negativ beeinträchtigt. Eustress dagegen verhilft zu besseren Leistungen.[29]

Im Raum Peking sank die Lebenserwartung in intellektuell anspruchsvollen Berufen in den vergangenen zehn Jahren auf nur noch 54 Jahre. Die durchschnittliche Lebenserwartung der Einwohner von Peking liegt bei 76 Jahren. Ursache ist nach Meinung von Wissenschaftlern der Universität von Peking eine starke intellektuelle Erschöpfung.[30] Der Burn-out lässt grüßen. Weshalb reite ich so auf diesem Thema herum? Wer in unserer Leistungsgesellschaft nicht den Mut zur Langsamkeit aufbringt, muss später einen hohen Preis dafür bezahlen.

Wer Ruhe, Entspannung, Regeneration nicht regelmäßig sucht, sondern auf den Urlaub schiebt, verpasst das Wesentliche im Leben. Epikur mahnte schon 300 vor Christus: „Wir sind ein einziges Mal geboren; zweimal geboren zu werden ist nicht möglich; eine ganze Ewigkeit hindurch werden wir nicht mehr sein dürfen. Und da

---

[28] Golemann D (1995) Emotionale Intelligenz. Hanser, München, S. 212.

[29] Landgraf R (28.10.2004) Rheinischer Merkur, S. 31.

[30] Yanjin Z (14.3.2004) Welt am Sonntag – Wissen, S. 65.

schiebst Du das, was Freude macht, auf, obwohl Du nicht einmal Herr bist über das Morgen? Über dem Aufschieben schwindet das Leben dahin, und so mancher von uns stirbt, ohne sich jemals Muße gegönnt zu haben." Wie wahr!

Wir haben eine Sehnsucht nach Langsamkeit. Der Soziologe Enrico Finzi meint dazu: „Früher konnte man mit Ruhe seine berufliche Karriere und die Heirat vorbereiten. Man konnte in der Gegenwart parken. Dies hat sich grundlegend geändert. Überspitzt kann man sagen, dass wir heute dem Tod der Gegenwart beiwohnen. Deshalb ist jüngst in Italien die Bewegung ‚Citta slow' entstanden, um mehr Lebensqualität durch Ruhe und Besinnlichkeit zu gewinnen."[31]

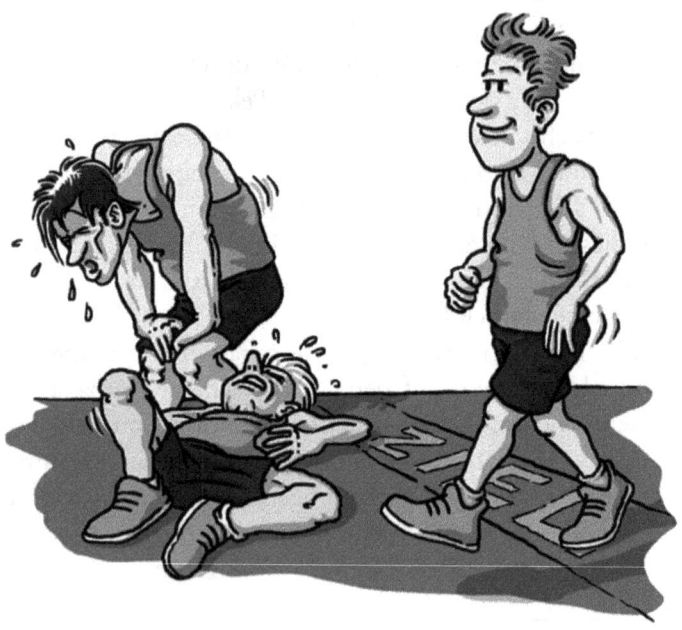

---

[31] Finzi E (26.8.2000) Frankfurter Allgemeine Zeitung.

Aus der Tretmühle der Beschleunigung auszusteigen, dazu gehört Mut – Sport ohne den Ehrgeiz, einen Pokal zu gewinnen, Theater, Kino oder Fernsehen sein lassen, wenn man gestresst ist, und das Risiko bewusst eingehen, nicht immer mitreden zu können. Nicht das tun, was andere von Ihnen erwarten, sondern das, was Ihnen gut tut. Fragen Sie sich immer wieder: „Mitmachen oder sein lassen?" Ziel muss sein, Zeit für sich selbst zu gewinnen. Haben Sie den Mut zur Eile mit Weile, lesen Sie, statt vor der Glotze zu sitzen.

11
Über wie viel Energie verfügen wir?

Im Grundsatz gilt, dass alle Menschen ungefähr das gleiche Energiepotenzial haben. Aber sie verbrauchen es unterschiedlich. Am Beispiel des Klonschafs Dolly wird das deutlich. Dollys Mutter war sechs Jahre alt, als der Zellklon entnommen wurde. Dolly war also zum Zeitpunkt ihrer Zeugung energiepotenziell bereits sechs Jahre alt und starb folgerichtig mit sechs Lebensjahren an Altersschwäche(!), obwohl Schafe eine Lebenserwartung von zwölf Jahren haben.[1] Wie ist es beim Menschen? Wer Marathon läuft, vergeudet unnötig seine Energie und verkürzt sein Leben. Es gibt zwar einen 100-jährigen Marathonläufer (der es mit 100 Jahren mal versucht hat), aber es gibt keine 100-Jährigen, die vorher regelmäßig Marathon gelaufen sind.

---

[1] Prinzinger R (1996) Das Geheimnis des Alterns. Campus, Frankfurt, S. 72.

These: Wir können den Verbrauch unserer Energiepotenziale steuern

Die Menge individuell vorhandener Energie wird in der Literatur nur nebulös beschrieben. Es fallen Begriffe wie Energieumsatz, Energiemangel, Energiegewinnung, Energiebahnen (Meridiane), Energielieferant, Energiesparmodus, Energiereserven (Fett oder Eiweiß), Energiehaushalt, Energietanks, energiehaltige Kost, Energiestoffwechsel, Grundumsatz an Energie, Energiekraftwerke usw. Aber die Energiemenge zur Erreichung eines bestimmten Lebensalters, zum Beispiel von 100 Jahren, wird zwar mit dem Potenzial eines lebenslangen Verbrauchs von 2500 Kilojoule pro Gramm Körpermasse erklärt,[2] aber nicht wo, wann und in welcher Höhe dies geschieht.

Dabei können wir zum Beispiel elektrische Energie ganz genau definieren, qualitativ und quantitativ. Die offizielle, international einheitliche Größe für Energie ist das Joule (nach dem britischen Physiker James Prescott Joule). Das ist die Energiemenge, die für eine Leistung von einem Watt in einer Sekunde benötigt wird; ein Joule entspricht daher einer Wattsekunde.

Im menschlichen Maßstab ist das eher eine kleine Einheit: Ein ruhender Mensch hat einen Grundumsatz zwischen 55 und 90 Watt (je nach Gewicht, Geschlecht und körperlicher Verfassung schwanken die Werte je nach Individuum um über 30 %). Diesen Wert kann man in die entsprechende Energie umrechnen (für das Rechenbeispiel gehen wir von einem mittleren Wert von 75 Watt Grundumsatz aus):

---

[2] Hofmann I, Prinzinger R (1997) Das Geheimnis der Lebensenergie. Campus, Frankfurt, S. 47.

11 Über wie viel Energie verfügen wir?

75 Watt (W) über 24 h (h) entsprechen einer Energie von 75 W × 24 h = 1800 Wh oder 1,8 Kilowattstunden. Eine Stunde hat 3600 s. 1 Wh sind also 3600 Joule; 1 kWh sind 3.600.000 Joule; 1,8 Kilowattstunden sind also 3.600.000 × 1,8 = 6.480.000 Joule. Eine Million wird mit Mega (M) abgekürzt, der Grundumsatz eines ruhenden Menschen entspricht also pro Tag einer Energie von 6,48 Megajoule (MJ).

Die Berechnungen ergeben, dass ein Mensch mit Normalgewicht (± 70 kg) pro Jahr 2365,2 Megajoule für einen normalen Grundumsatz benötigt. Bei einem Lebensalter von 100 Jahren wären das 236 520 Megajoule. Aber diese Menge hat er nicht von Anfang an im Rucksack. Er erhält sie im Laufe seines Lebens aus der Nahrung durch den Umbau in chemische Energie. Was passiert, wenn sich der Mensch belastet?

Ein Joule ist eine sehr kleine Einheit. Daher werden bei der Berechnung oftmals die vertrauteren Kilowattstunden verwendet. Eine Kilowattstunde sind, siehe oben, 3,6 Megajoule (1 kWh = 3,6 MJ). Kilowattstunden kennt man auch aus der Stromrechnung und können leicht einen Bezug zu dem persönlichen Energieverbrauch herstellen.[3]

Beim Energieumsatz und den Energiequellen eines Menschen sprechen wir, wie oben erwähnt, von einem Grundumsatz des ruhenden Menschen und einem von seiner Tätigkeit abhängigen Leistungsumsatz. Ein typischer Büroarbeiter setzt am Tag insgesamt (Grundumsatz plus Leistungsumsatz) etwa acht bis neun Megajoule (etwa 2,5 Kilowattstunden) um; ein körperlich schwer arbeitender Mensch 12 bis 15 Megajoule (etwa 3,5 bis 4 Kilowattstunden). Entsprechend schnell ist sein Potenzial verbraucht.

---

[3] S. a. Wikipedia unter den entsprechenden Begriffen.

Gezählt wird also nach Energieeinheiten, Joule oder Kalorien. Jede unserer menschlichen Körperzellen hat einen eigenen Zählmechanismus. Der ist allerdings ungeklärt. Roland Prinzinger dazu: „[Die Zelle] weiß jedoch anhand der verbrauchten Energie, wie oft ein Stoffwechselprozess abgelaufen ist und wie oft er noch ablaufen kann. In einer Art ‚zelleigenen Datenbank' ist die maximal verfügbare Energiemenge [2500 Kilojoule pro Gramm Körpermasse] gespeichert. Ist sie ausgegeben, geht dem jeweiligen Organismus regelrecht die Energie aus, er kann nicht mehr weiter existieren."[4] Das Leben ist zu Ende, der Tod tritt ein, weil die Batterie leer ist. Ein Wiederaufladen ist nicht möglich.

Das erlaubt nun erstmalig eine Prognose: Wenn der Mensch seinen Leistungsumsatz bei etwa 100 Watt täglich (leichte Arbeit, wenig essen, Spazierengehen, kleine Pausen einlegen, ausreichender Schlaf usw.) halten könnte, wäre das der günstigste Energiesparmodus und er könnte damit 120 Jahre alt werden.

Und nun ans Eingemachte: Die für den Stoffwechsel benötigte Energie wird durch die Nahrung geliefert. Sie ist eigentlich eine in Form von chemischer Energie gespeicherte Sonnenstrahlung (auf die alle Nahrung, auch Fleisch, zurückgeht). Die Energie in der Nahrung wird oft noch in „Kalorien" angegeben. Die Kalorie ist eine alte Einheit für Energie (das Wort stammt von lateinisch calor = Wärme und ist die Menge an Energie, die gebraucht wird, um ein Gramm Wasser von 14,5 auf 15,5 Grad Celsius zu erwärmen).[5]

---

[4] Hofmann I, Prinzinger R (1997) Das Geheimnis der Lebensenergie. Campus, Frankfurt, S. 36.

[5] www.oekosystem-erde.de/html/energieeinheiten.html.

Bei Nahrungsmitteln wird oft Kalorie gesagt, wenn physikalisch eigentlich Kilokalorie gemeint ist. Aufschluss gibt nur die Abkürzung der Einheit: cal steht für Kalorie, kcal für Kilokalorie. Der Umrechnungsfaktor von Kalorie zu Joule lautet: 1 Joule = 0,239 Kalorien oder 1 Kilojoule = 0,239 Kilokalorien – über den Daumen kann man also mit einem Verhältnis 4:1 rechnen. Ein Büroarbeiter braucht am Tag für einen Umsatz von 8,5 Megajoule also etwa 2000 Kilokalorien Energie aus der Nahrung; ein schwer arbeitender Mensch mit einem Umsatz von 15 Megajoule etwa 3500 Kilokalorien.[6]

Nahrung ist die erste und wichtigste Energiequelle des Menschen: Wir brauchen die in der Nahrung enthaltene Energie, um uns am Leben zu erhalten und um Arbeit verrichten zu können. Welche Nahrung wie viel Energie liefert zeigen Tabellen, auf die ich hier nicht im Einzelnen eingehen möchte.[7] Der Grundumsatz eines Menschen beträgt 55 bis 90 Watt – je nach Gewicht und Geschlecht, wobei die Werte auch noch je nach Individuum um über 30 % schwanken können. 55 bis 90 Watt, das sind 1,3 bis 2,2 Kilowattstunden pro Tag (kWh/Tag). Und ein mittelschwer arbeitender Mensch leistet ca. 100 Watt.

Der Leistungsumsatz hängt vor allem von der Muskelarbeit und der Umgebungstemperatur ab. Schwere Arbeit kann den Grundumsatz mehr als verdoppeln; bei leichter körperlicher Arbeit kommen etwa 60 % zum Grundumsatz hinzu. Der gesamte Energieumsatz eines leicht arbeitenden Menschen beträgt etwa 2,0 bis 3,5 Kilowattstunden pro Tag. Ob dieser Wert auch für frühe Sammler und Jäger zutrifft, wissen wir nicht. Aber viele Forscher

---

[6] www.oekosystem-erde.de/html/energieeinheiten.html.
[7] Sanopoly https://www.sanopoly.com › ratgeber › detail › energie-… 18.01.2023.

vermuten, dass sie nur wenig arbeiten mussten, sodass der Wert stimmen könnte.

Ein normalgewichtiger Mann verbrennt etwa 200 Kilokalorien, wenn er zehn Minuten Treppen steigt. Würde er in dieser Zeit joggen, wäre der Energieverbrauch nur 125 Kilokalorien. Benefit: Bei einem zusätzlichen Verbrauch von 2000 Kilokalorien durch Treppensteigen pro Woche, lässt sich das Herzinfarktrisiko statistisch um 50 % senken! Wenn man Fahrstühle und Rolltreppen grundsätzlich meidet, lässt sich nicht nur die Gesundheit, sondern auch die geistige Fitness verbessern: Treppensteigen regt die Gehirntätigkeit an. Es baut Stress ab und lässt im Gehirn mehr Synapsen sprießen.[8] Positiv daran ist die Fitness, beachtenswert aber der damit verbundene Energieeinsatz.

Der Leistungsumsatz hängt vom Anstrengungsgrad ab: Kurzfristig – für ein paar Sekunden – können gut trainierte Sportler, zum Beispiel Gewichtheber oder Sprinter, über 5000 Watt umsetzen; Ausdauerläufer über längere Zeit etwa 1750 Watt: Das sind mehr als 2 PS! Leichte Arbeit entspricht dagegen nur etwa 1/16 PS. Das ist ein Riesenunterschied!

Aber auch das innere Engagement, mit dem die Leistung erbracht wird, ist von Bedeutung. Françoise Gilot beschreibt in ihrem Buch *Leben mit Picasso*, dass eine leidenschaftliche Berufsausübung erhebliche Energiepotenziale verbraucht: „Valsuani war Bronzegießer und hatte seinen Beruf von seinem Vater, seinem Großvater und vielen vorhergehenden Generationen geerbt. Als ich ihn kennenlernte, kann er noch nicht 40 Jahre alt gewesen sein, doch er wirkte beträchtlich älter. Es waren sein Handwerk und leidenschaftliche Hingabe an seinen Beruf, die ihn so ausgezehrt hatten. Dieser Beruf verbraucht die Menschen

---

[8] Fabian K (8.3.2005) Die Welt – Wissenschaft, S. 31.

früh."⁹ Die Lebens- bzw. Sterbenstabellen zeigen, dass Schwerstarbeiter als erste sterben.[10]

Zu Zeiten der Jäger und Sammler gehörten hauptsächlich Pflanzen, Samenkörner, Nüsse, Früchte und Wurzeln zur täglichen Nahrung. Deren Energiegehalt reicht von ein Megajoule pro Kilogramm bei essbaren Blättern über 15 Megajoule pro Kilogramm für Samenkörner bis zu 25 Megajoule pro Kilogramm für Nüsse.[11] Das Sammeln lohnte sich; typischerweise erbrachte es zehn- bis fünfzehnmal soviel Energie, wie es an Aufwand kostete.

Tiere zu jagen verlangte dagegen einen größeren Aufwand als das Sammeln von Pflanzen – dieser Aufwand lohnte sich vor allem bei großen Pflanzenfressern als Beute, die fettreiches Fleisch besaßen. Ein großer Bison konnte 50 kg Fett enthalten, und Fett ist mit 39 Megajoule pro Kilogramm sehr energiereich. So konzentrierten sich menschliche Jäger auf diese Tiere, die sie entweder einzeln bis zur Erschöpfung hetzten oder aber – vor allem bei großen Tieren oder Herden – in der Gruppe jagten. Bessere Werkzeuge, etwa die Erfindung des Speeres vor 400 000 Jahren, erleichterten die Jagd und erhöhten im Laufe der Zeit die Energiemenge, die in Form von Fleisch zur Verfügung stand.

Dann ist da noch die Frage, weshalb Frauen älter als Männer werden. Haben sie ein anderes Energiepotenzial zur Verfügung? Die Antwort liegt auf einem anderen Gebiet: Männer könnten länger leben, wenn sie weniger riskierten! Aber sie haben eben mehr Testosteron als Frauen. Deshalb geben sie mehr Gas auf der Autobahn, sind

---

[9] Gilot F (1965) Leben mit Picasso. Kindler, München, S. 299.
[10] Prinzinger R (1996) Das Geheimnis des Alterns. Campus, Frankfurt, S. 262.
[11] Archäologie Online https://www.archaeologie-online.de ›nachrichten› me...03.05.2024.

kampfeslustiger im Streit, klettern mutiger auf Bäume und Dächer, rauchen und trinken auch mehr. Kastraten leben 15 Jahre länger.[12]

Noch vor 200 Jahren gab es keinen Unterschied der Lebenserwartung zwischen Frauen und Männern. Das lag daran, dass Frauen durchschnittlich sieben Kinder bekamen und viel häufiger im Kindbett starben als Männer auf der Jagd. Gerade weil Frauen Kinder gebären müssen, haben sie genetisch bedingt einen um zehn Prozent langsameren Stoffwechsel als Männer. Heute, wo die medizinische Versorgung und die geburtenbegrenzende Pille den Energieverbrauch einsparen, leben Frauen genau um diese zehn Prozent länger.[13]

Fast sechs Jahre leben Frauen hierzulande länger als Männer. Nur in drei Staaten ist die Lebenserwartung ausgeglichen. In Simbabwe, in der zentralafrikanischen Republik und auf Tonga leben Männer länger. Dort müssen die Frauen die Hauptarbeit leisten. In Schweden sterben Männer nur vier Jahre früher als Frauen, in Russland beträgt die Differenz dagegen saftige 13 Jahre. Warum ist das so unterschiedlich? Es liegt an der Emanzipation. Die Rechtfertigung der Frauenquote zwingt Frauen zu männlichem Verhalten. In unseren Seminaren zur Leistungssteigerung von Führungskräften erleben wir immer wieder, dass sich Frauen wie Generäle verhalten: Kurz, knapp und entschieden!

Tatsächlich spielen Umfeld und Verhalten erheblich mit. Doch die Lebenswelten gleichen sich zum Nachteil der Frauen an. Statistiker schätzen, dass deren Vorsprung

---

[12] Prof. Dr. Helmut Schatz (2.10.2012) Eunuchen leben 15 Jahre länger als nicht kastrierte Männer. Medizinische Kurznachrichten der Deutschen Gesellschaft für Endokrinologie http://blog.endokrinologie.net/eunuchen-leben-laenger-512/ (Zugriff 7.1.2014).

[13] Hofmann I, Prinzinger R (1997) Das Geheimnis der Lebensenergie. Campus, Frankfurt, S. 44.

bis zum Jahr 2050 auf drei Jahre schrumpfen wird. Dann riskieren Frauen auch mehr, rauchen und trinken wie die Kerle, während Männer neuerdings ängstlicher auf ihre Gesundheit achten, Bodylotion nutzen, sich die Haare waschen lassen(!), die Nägel feilen und zur Massage gehen. Die entsprechende Werbung ist bereits aktiv.[14] Das Blatt wendet sich.

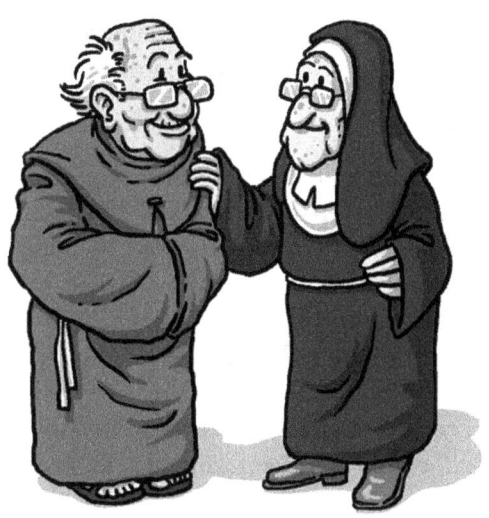

Der deutsche Bevölkerungsforscher Marc Luy untersuchte die Lebenserwartung beider Geschlechter unter identischen Bedingungen – im Kloster. Dem weltlichen Treiben entzogen, mit gleichbleibendem Tagesrhythmus, wurden die Mönche so alt wie die Nonnen. Das liegt nur an der Aussperrung männertypischer lebensverkürzender Risikofaktoren.[15] Sie führte zu einem ruhigeren Leben mit geringerem Energieverbrauch.

---

[14] Presseportal https://www.presseportal.de › 06.09.2021.
[15] Zittlau J (2012) Langweiler leben länger. Gütersloher Verlagshaus, S. 54.

Es gibt den berühmten Fall der Carrie White aus den USA. Sie wurde 116 Jahre alt, lag aber krankheitsbedingt 75(!) Jahre energiesparend im Krankenhaus. Das mag für sie langweilig gewesen sein, aber es hat ihr ein langes Leben beschert.[16]

Ärzte zählen besorgt immer mehr Frauen mit Leberschaden. Lungenkrebs ist in den USA der häufigste Krebs unter Frauen. Stress im Beruf und Schlaflosigkeit schlagen Frauen stärker aufs Herz als Männern, sodass Frauen neuerdings ein höheres Risiko haben, am Infarkt zu sterben.[17]

Und weil sich in den vergangenen 100 Jahren der Anteil muskulärer Arbeit und Leistung am Tagesgeschehen von 90 auf ein Prozent verringert hat und gleichzeitig die täglich zurückgelegten Wegstrecken von 20 auf zwei Kilometer abgenommen haben, kommt es heute bei gleichbleibender Nahrungsaufnahme zu einem Überangebot an Energie und damit dem Problem der Übergewichts.[18]

Eigentlich müsste das Überangebot von Nahrungsenergie zu einem verringerten Stress bei der Nahrungssuche führen und damit zu einem längeren Leben. Wir jagen ja nicht mehr, wir gehen in den Supermarkt. Bei wilden Tieren ist die Entwicklung eindeutig. Bei Hagenbeck sagt „der beste Tierlehrer Europas", René Farell: „Wir machen die Erfahrung, dass bengalische Tiger, wie übrigens alle wilden Tiere im Zoo wie hier im Hagenbecks Tiergarten, ihre Lebenszeit um fast das Doppelte verlängern. Weil sie keinem Jagd- und Überlebensstress mehr ausgesetzt sind, reicht ihre Lebensenergie länger."[19]

---

[16] Prinzinger R (1996) Das Geheimnis des Alterns. Campus, Frankfurt, S. 450.
[17] Bodderas E (29.7.2008) Die Welt – Wissenschaft, S. 2.
[18] Hüllemann K (24/91 und 8/91) Zeitschrift für Allgemeinmedizin.
[19] René Farell (27.1.2006) im Dinnerzirkus Hagenbeck.

Aber es geht nicht darum, ob gespeicherte (Nahrungs-) Energie lebensverlängernd ist, sondern um den Energieverbrauch. Es gibt viele Beispiele von geschonter Lebensenergie: Männliche Beamtenpensionäre aus Bonn leben mit 76,6 Jahren deutlich länger als der Durchschnitt der Männer in Deutschland mit 75 Jahren. Es wird von den Demografen angenommen, dass die Beamten und Angestellten der ehemaligen Bundeshauptstadt durch ihren schonenden und relativ gesunden Beruf Lebensenergie gespeichert und zur Lebensverlängerung genutzt haben.[20] Am besten also Beamter werden!

Wenn es stimmt, was der Stoffwechselphysiologe Roland Prinzinger schreibt, dass jedem Lebewesen von Geburt an der gleiche Vorrat an Energie pro Körpermasseeinheit zur Verfügung steht,[21] geht es offenbar darum, unsere Lebensenergie möglichst gleichmäßig über das Leben zu verteilen. Je schneller wir sie verbrauchen bzw. verbrennen, desto kürzer ist unsere Lebenserwartung. Wir haben es also in der Hand, unseren Alterungsprozess zu steuern.

Erst in der jüngeren Vergangenheit ist es gelungen, das genaue Energiepotenzial zu ermitteln. Und es gilt für alle Lebewesen einheitlich: Jedem Lebewesen steht die Energie von exakt 2500 Kilojoule, das ist der Energieinhalt von etwa 35 Zuckerwürfeln, pro Gramm Körpergewicht zur Verfügung. Ist sie verbraucht, ist das Leben zu Ende. Wenn der menschliche Organismus seine insgesamt zur Verfügung stehenden Kilojoule umgesetzt hat, ist seine Lebensspanne abgelaufen.[22]

---

[20] Die Welt – Wissenschaft (14.3.2006) S. 31.
[21] Hofmann I, Prinzinger R (1997) Das Geheimnis der Lebensenergie. Campus, Frankfurt, S. 13.
[22] Hofmann I, Prinzinger R (1997) Das Geheimnis der Lebensenergie. Campus, Frankfurt, S. 47.

Wo könnten wir den Energieverbrauch drosseln? Das betrifft unsere gesamten Gewohnheiten. Es fängt beim Aufstehen an. Im Unterschied zum uns sehr ähnlichen Affen, bevorzugen wir den aufrechten Gang. Aber dass der Mensch aufrecht geht, liegt offenbar nicht nur daran, dass er so hochhängende Früchte leichter erreichen konnte, sondern dass der zweibeinige Gang vor allem energiesparender ist als der vierbeinige. Der Mensch kann viel schneller und länger laufen als der Affe.[23]

Das jedenfalls konnten Forscher der University of Arizona zeigen. Wie sie in der Fachzeitschrift PNAS schreiben, haben die Wissenschaftler die Kinetik und Metabolik von fünf auf den Fingerknöcheln gehenden Schimpansen und vier erwachsenen Menschen verglichen. Die Menschen brauchten nur ein Viertel der Energie, die die Schimpansen aufwenden mussten![24] Endlich ein Vorteil gegenüber Nordic Walkern. Denn eigentlich ist Nordic Walking ein Rückfall in den Vierfüßlergang. Dieser lässt die Balancefähigkeiten des Menschen verkümmern und fördert durch das damit verbundene Watscheln (ein seitliches Abweichen aus der Mittelsenkrechten) den Fortgang der Arthrose, der laut Werbung durch den Einsatz der Stöcke verhindert werden soll.[25]

Fakt ist aber auch, dass wir damit unsere Gesundheit in die Hand bekommen, denn mit sparsamem Haushalten unserer Energie belasten wir unseren Körper weniger, fahren unseren Stoffwechsel herunter und behalten viel

---

[23] https://www.spiegel.de/wissenschaft/natur/aufrechter-gang-affen-sind-energie-verschwender- 17.7.2007.
[24] Heinemann P (17.7.2007) Welt Online – Wissenschaft.
[25] Welt Online – Wissenschaft (18.7.2008).

mehr Energie für die Abwehr von Krankheiten.[26] Wenn es nicht möglich ist, den individuellen Verbrauch unseres Gesamtpotenzials zu berechnen, wissen wir immerhin, dass wir den Verbrauch steuern können, und sind damit in der Lage, diesen Verbrauch physiologisch an bestimmten Altersmerkmalen festzumachen. Dafür gibt es bisher zwei Methoden.

Über die Zellteilungen

Jede Zelle hat eine biologische Uhr. Gezählt werden nicht Minuten oder Stunden, sondern die Zahl der Zellteilungen. Das Ende ist programmiert, wie bei einer Sanduhr. Deshalb unterscheiden Wissenschaftler zwischen biologischem und chronologischem Alter. Im Gegensatz zum chronologischen kann das biologische Altern durch Beanspruchung beschleunigt oder verlangsamt werden. Je nach Belastung beschädigen freie Radikale den Energiestoffwechsel in den Mitochondrien, den kleinen aber wirkungsvollen Kraftwerken in den Zellen. Dadurch geht wertvolle Energie verloren, die eigentlich für Synthese, Reparatur und Schutzarbeiten benötigt wird.[27]

Über die Länge der Telomere

Unser Erbgut enthält eine Lebensuhr, die schrittweise abläuft. Gemeint sind die schützenden Kappen an den Chromosomenenden, die Telomere, die sich mit jeder Zellteilung

---

[26] Hofmann I, Prinzinger R (1997) Das Geheimnis der Lebensenergie. Campus, Frankfurt, S. 14.
[27] Wittern K-P (17.12.07) Die Welt – Wissenschaft, S. 36.

verkürzen. Bisher wusste man, dass das Sterberisiko zunimmt, je weiter die Telomere schwinden. Jetzt zeigt sich, dass diese schwindende Lebensenergie auch das Immunsystem schwächt und verbraucht. Prof. Mellon aus Pittsburg hat herausgefunden, dass die Verkürzung der Telomere bereits bei 22-Jährigen nachweisbar ist und deren Immunsystem schwächt.[28]

Interessant ist wieder, was Werner Kieser dazu sagt. Er wurde auf einem Bodybuilder-Forum gefragt, warum er so viel Wert auf die Kraft und nicht auf die Muskelmasse legt. Er beantwortet dies in einem Buch so: „Interessant ist die Frage, weil sie die Verkennung simpler biologischer Sachverhalte offenbart. Glücklicherweise ist ein bedeutender Zuwachs an Muskelmasse stets und zwangsläufig mit einem Zuwachs an Kraft verbunden."[29] Wäre dem nicht so, blieben nur die Nachteile einer erhöhten Muskelmasse. Eine erhöhte Muskelmasse bedeutet ein vergrößertes Blut- und Sauerstoffversorgungsgebiet und einen erhöhter Grundumsatz an Energie.

Mit anderen Worten: Ein extrem muskulöser Mensch braucht im Ruhezustand so viel Energie, wie ein Mensch mit normaler Muskelmasse in Bewegung. Die Zunahme der Leistung ist die eine, der Energieverbrauch die andere Seite. Also nicht zu doll treiben in der Muckibude!

Toni Nett, der frühere deutsche Nationaltrainer der Leichtathleten, berichtet über die ersten drei Gewinner einer Mr.-World-Meisterschaft: „Diese drei Leute besuchten uns später und wurden in der Klinik (Universität

---

[28] www.news-medical.net/news/20130220/8883/German.aspx Carnegie Mellon University Pittsburg, Telomere verkürzen mit jeder Zellteilung und Funktion als …

[29] Kieser W et al. (1960) Kraftübungen zur Konditionsarbeit. Bartels & Wernitz, Berlin, S. 27.

Köln, Prof. Knipping) auf Fahrradergometern getestet. Sie waren zwar in der Lage, eine gewaltige Belastung von 500 Watt in 1,5 min bewältigen zu können, wo ein anderer kaum die Drehkurbel bewegen kann; es war ihnen aber nicht möglich, eine Belastung von nur 90 Watt, die selbst ein Untrainierter 15 min und länger ohne Weiteres schafft, über fünf Minuten durchzuhalten."[30]

Am anderen Ende der Skala befindet sich der Mensch, der extremen Ausdauerleistungen ausgesetzt ist, beispielsweise Marathon, Triathlon usw.: ein riesiges Herz auf zwei dünnen Beinen. Werden dem Körper Ausdauerleistungen dieser Dimension abverlangt, wird er alles, was nicht benötigt wird, dem Energiestoffwechsel zuführen; das heißt er verdaut sich selbst! Man nennt das „kannibalisieren".[31] Das betrifft die sogenannten schnellen (weißen) Muskelfasern, die nur für kurze, relativ hohe Krafteinsätze benötigt werden, das Fett und die Knochen. Derartiges Ausdauertraining wirkt katabol, das heißt abbauend.[32] Weil aber Muskeln mehr sind als nur Bewegungsmaschinen, nämlich riesige Stoffwechselfabriken, verringern Nur-Ausdauer-Sportler die Kapazität ihrer Immunabwehr.

Das „Ausdauerideal" („steady state" = Sauerstoffbalance) zu erreichen, ohne sich zu kannibalisieren, ist dabei weniger von den Genen abhängig, weil die katabolen Prozesse so oder so immer dann einsetzen, sobald der Energiehaushalt es fordert.[33] Auch hier gilt – und damit wird es symptomatisch – „Langsam laufen für ein langes Leben!"

---

[30] Kieser W et al. (1960) Kraftübungen zur Konditionsarbeit. Bartels & Wernitz, Berlin, S. 27.
[31] www.heute.at/s/so-reagiert-ihr-korper-wenn-sie-aufhoren-zu-essen-Kannibalisieren, 14.9.2021.
[32] Werner Kieser (19.4.2013) Vortrag bei der Urania, Berlin.
[33] Werner Kieser (19.4.2013) Vortrag bei der Urania, Berlin.

Es ist deshalb auch ein Irrtum zu glauben, dass man durch ein intensives Training überflüssiges Fett verbrennen könnte, im Gegenteil. Bei anstrengender Bewegung werden zuerst Kohlenhydrate verbrannt, auf die rasch zugegriffen werden kann. Das ist sozusagen das Superbenzin. Fette (der Dieselkraftstoff) verbrennen dagegen nur schwerfällig. Mehr noch, die für die Fettverbrennung notwendigen Enzyme (Lipoproteinlipase, LPL) gehen wegen der Übersäuerung in Deckung, stellen die Arbeit der Fettverbrennung ein und nehmen dafür lieber junges, frisch antrainiertes Muskelgewebe – Stichwort: Kannibalisierung.[34]

Mit subjektiver Unterforderung nimmt man am schnellsten ab. Ingo Froböse, Direktor des Zentrums für Gesundheit von der Deutschen Sporthochschule Köln, rät in einem Interview: „Die Intensität mit der höchsten Fettoxidation [maximale Fettoxidation, MFO] erstreckt sich aufgrund der vielen Untersuchungen auf den Bereich zwischen 48 % VO2max bis 75 % VO2max. Es kann angenommen werden, dass bei der Intensität, bei der der Laktatwert bei einer Schwelle bis 2,5 Millimol liegt [im „steady state"], die Fettverbrennung am höchsten ist."[35]

Der einfachste Weg, um demnach sicher zu sein, dass man sich im Fettverbrennungsbereich bewegt, ist eine Belastungsintensität zu wählen, die so niedrig ist, dass man die Aktivität nahezu unbegrenzt durchführen könnte, Ermüdungserscheinungen also quasi nicht auftreten. Nach dem Sport sollte man das Gefühl der subjektiven Unterforderung haben.",[36,37] Wir geben unseren

---

[34] Zittlau J (2012) Langweiler leben länger. Gütersloher Verlagshaus, S. 37.
[35] Froböse I (1.1.2010) Center TV.
[36] Froböse I (1.1.2010) Center TV.
[37] Von Kunhardt G (1989) Keine Zeit und trotzdem fit. Brendow, Moers, S. 56 ff.

Seminarteilnehmern immer einen Brief mit, den sie nach dem von uns geleiteten Training öffnen, lesen und dem Inhalt zustimmen(!) sollen. Ein Satz lautet: „Ich könnte sogar noch weiter laufen." Das wird regelmäßig mit erstauntem Beifall quittiert. – Es lohnt sich, Mut zur Eile mit Weile zu haben.

Einer der führenden deutschen Ernährungswissenschaftler, Michael Hamm, Hamburg, erklärt dazu: „Unbestritten ist, dass die Kombination aus ausgewogener, fettbewusster Ernährung und moderater körperlicher Aktivität, die vermehrt auf Fettverbrennung abzielt, immer noch das beste Erfolgsrezept ist, um übermäßige Fettdepots im Körper abzubauen."[38]

Wer sein Gewicht mit gewaltigen körperlichen oder diätetischen Anstrengungen verringern will, resigniert bald, weil es so nicht funktioniert. Es geht nur mit Verringerung energiereicher Nahrung oder die Steigerung der täglichen Schrittzahl. Als Tom Hanks merkte, dass er zehn Kilogramm Übergewicht hatte, beschloss er sofort, auf die größte Kalorienbombe, seinen geliebten täglich mehrfach genossenen Latte Macchiato, zu verzichten.[39] Das reichte.

Meine Frau macht das anders. Als sie fünf Kilogramm Übergewicht entdeckte, verdoppelte sie ihre täglichen Schwungübungen auf dem hoch elastischen Trampolin. Drei Monate später waren die Kilos weg. In beiden Fällen ist keine Hektik angebracht, sondern Geduld und Realismus – einfach statt fett- und kalorienreichen Milchkaffee schwarzen Kaffee trinken oder die Bewegungsaktivitäten

---

[38] Gesellschaft zur Information über Vitalstoffe und Ernährung e. V. (Pressemitteilung vom 03/04. 2010) Übergewicht – bleiben Sie nicht auf Ihrer Beweglichkeit sitzen.
[39] Zittlau J (2012) Langweiler leben länger. Gütersloher Verlagshaus, S. 138.

ohne Schweiß erhöhen. Das macht schlank und spart Energie.

Um in Gang zu bleiben, benötigt der Körper energiereiche Brennstoffe. Sie ermöglichen ein unbeschwertes, bewegtes Leben und halten die Organfunktionen aufrecht: Es sind die Nährstoffe Fett, Kohlenhydrate und Proteine sowie Vitalstoffe wie Vitamine, Mineralstoffe, Spurenelemente, dazu einige andere Substanzen wie sekundäre Pflanzenstoffe. Im Zusammenspiel sorgen sie für fein koordinierte biochemische Abläufe und damit für eine alltags- und freizeittaugliche Energieebene.

„Grundvoraussetzung für einen gesunden Stoffwechsel ist zunächst eine lückenlose Versorgung mit allen benötigten Nährstoffen", betont Michael Hamm. „Wenn es auch unterschiedliche genetische Dispositionen und ‚Futterverwerter' gibt, so ist Übergewicht im Großen und Ganzen das Resultat eines falsch abgestimmten Organismus: Der Energiehaushalt ist nicht ausbalanciert, wenn mehr Kalorien aufgenommen, als verbrannt werden. Und das über einen längeren Zeitraum."[40] Dann wird man dick.

Hier haben wir einen wichtigen Hinweis für die Steuerung unserer Energiepotenziale. Mäßige, aber regelmäßige Bewegung. Das ist so sicher belegt und so oft wiederholt, dass es niemand mehr hören will, weil alle denken, dass das doch mit Anstrengung verbunden sein muss. Irrtum: Mit dem Mut zur Eile mit Weile wird es leicht, es macht Spaß und ist überaus gewinnbringend.[41] Nur so ist es spielend leicht, das Wunschgewicht zu halten.

---

[40] Beiner J (23.5.2008) Die Welt – Wissenschaft.
[41] Von Kunhardt G, von Kunhardt M (2007) Keine Zeit und trotzdem fit. Campus, Frankfurt, S. 100.

12

Wer sind die größten Energieverbraucher im eigenen Körper?

Der Kopf verbraucht etwa 20 % unserer Energie und ist damit einer der wichtigsten Energiefresser.[1] Aber der mit Abstand bedeutendste Verbraucher ist der Magen-Darm-Trakt mit der Verdauung. Über 40 % der gesamten Körperenergie wird aufgewendet, um der Nahrung Energie zu entnehmen und sie dem Körper zur Verfügung zu stellen.[2] Wer viel isst, bekommt zwar mehr Energie, aber der Aufwand, sie bereitzustellen, ist so groß, dass es sich eigentlich nicht lohnt. Wer wenig isst, investiert weniger Energie und senkt die Körpertemperatur. Eine verringerte Temperatur verlängert, eine erhöhte Temperatur verkürzt das Leben.

---

[1] Knecht S, Das Gehirn-Der Kosmos im Kopf, Neurowissenschaftliche Gesellschaft, e. V. Berlin, 21.5.24.
[2] Energiebedarf und Energieverbrauch, FETeV Redaktion 9.1.2024.

© Der/die Autor(en), exklusiv lizenziert an Springer-Verlag GmbH, DE, ein Teil von Springer Nature 2025
G. von Kunhardt, *Longevity: Ein Leben lang leben*,
https://doi.org/10.1007/978-3-662-69786-3_12

These: Nicht die verfügbare Energie an sich ist ein Problem, sondern die Art des Verbrauchs

Inzwischen ist gesichert, dass jedem Lebewesen ein gleich großer Vorrat an Energie pro Körpermasse zur Verfügung steht. Alle haben dieselben Möglichkeiten für ihr Leben. Keiner ist benachteiligt oder bevorzugt. Je schneller dieser Vorrat verbraucht wird, desto kürzer das Leben. Deshalb ist einzig und allein, die Art des Verbrauchs für die Lebenslänge verantwortlich.[3]

Es heißt, dass Italiener Kinder so sehr lieben, dass sie sich durch deren Geschrei nicht gestört fühlen. In unseren Breiten dagegen gibt es eine Flut gerichtlicher Klagen über lauten Kinderlärm oder andere Ruhestörungen. Die individuelle Reaktion, aber auch die Gebräuche steuern den Energieaufwand, um in Frieden leben zu können. Ebenso ist es mit den eigenen Stoffwechselbesonderheiten. Dem einen wird heiß, wo es andere absolut kalt lässt. Damit hat jeder seinen persönlichen Energieverbrauch und altert anders.

Nicht die PS-Zahl lässt ein Auto schnell sein, sondern die Effizienz von Motor, Getriebe und Fahrwerk für das Umsetzen der Energie auf die Achse. Der sechste Gang gilt als Spargang, wenn das Auto ohne Anstrengung mit niedrigen Umdrehungen dahingleitet. Aber je schneller ich fahre, umso eher ist der Tank leer. Es gibt auch hier einen Zusammenhang zwischen dem Stoffwechseltempo und der Lebensdauer.[4]

---

[3] Hofmann I, Prinzinger R (1997) Das Geheimnis der Lebensenergie. Campus, Frankfurt.
[4] Hofmann I, Prinzinger R (1997) Das Geheimnis der Lebensenergie. Campus, Frankfurt, S. 32.

Ein Großteil der elektronischen Geräte verfügt über eine Stand-by-Funktion. Wenn man Pause machen möchte und die Arbeit am Gerät einstellt, es aber nicht abschalten möchte, schaltet es sich selbständig auf Stand-by-Betrieb. Einher geht eine deutliche Verringerung des Stromverbrauchs, Das Gerät bleibt aber jederzeit nutzbar und auch leistungsfähig. Damit wird der besonders hohe Energieaufwand für die erneute Inbetriebnahme reduziert. Das spart Geld. Nach der Arbeit allerdings empfiehlt sich das Abschalten, weil auch der Stand-by-Betrieb Energie verbraucht. Ein doppelter Gewinn.

Wenn wir beim Menschen von einer begrenzten Lebensenergie ausgehen, ist die Frage, ob nicht auch der Mensch eine Stand-by-Möglichkeit hat. Der Schlaf, die Pausen und Mußestunden sind es. Noch besser wäre ein Winterschlaf, wo die Körpertemperatur abgesenkt, der Stoffwechsel auf ein Minimum reduziert und auf Energiesparmodus umgeschaltet wird. Die Maus lebt zwei bis vier Jahre, die (ohne Flügel) gleich große Fledermaus, die einen vier- bis fünfmonatigen Winterschlaf hält, 20 bis 30 Jahre![5] Der Winterschlaf ist die optimale Energiesparmöglichkeit.

„Chopin war der Meinung, dass jedes Mal, wenn er mit einer Frau zusammen sei, er die Welt um eine Etüde brächte. Das Komponieren brauche die gleiche Energie wie das andere", schreibt Ruth Berger in ihrem wunderbaren Roman *Die Morgengabe*.[6] Hier wird die Energieeinsparung mit Enthaltsamkeit, Unterlassung und Verzicht begründet. Das würde bedeuten, dass ein Leben ohne Ereignisse, Höhepunkte, Freude, Lust und Anstrengung das beste wäre – triste Aussichten.

---

[5] Hofmann I, Prinzinger R (1997) Das Geheimnis der Lebensenergie. Campus, Frankfurt, S. 35.
[6] Ibbotson E (1996) Die Morgengabe. Goldmann, München, S. 41.

Wahr ist allerdings, dass eine hohe Kinderzahl die Sterblichkeit der Eltern erhöht. Forscher des Konrad-Lorenz-Instituts für Verhaltensforschung in Wien und der University of Utah berichten das im Fachblatt PNAS. Sie untersuchten die Lebensdaten von knapp 22 000 Paaren aus dem US-Bundesstaat Utah, die zwischen 1860 und 1895 heirateten und im Schnitt acht Kinder bekamen.[7]

Dabei zeigte sich: Je größer die Familie, desto früher starben die Eltern – wobei die Lebensverkürzung vor allem die Mütter betraf. Die für das Austragen und Aufziehen aufgewendete Energie ging zulasten der gesamten Lebensenergie und musste ihr Leben im Verhältnis zu dem Leben derer verkürzen, die nur wenige oder gar keine Kinder hatten. Ein Sprichwort sagt: „Die Mutter verliert pro Kind einen Zahn."

Ehrgeiz, Ellenbogeneinsatz, Tricksen, Lügen und Betrügen, alles kostet Kraft und Energie. Interessant ist, dass das Phänomen „Bluthochdruck" nur in westlich orientierten Gesellschaften ein Problem ist. In den sogenannten Drittländern ist Bluthochdruck nahezu unbekannt. Dort geht man davon aus, dass der Blutdruck eines älteren Menschen dem junger Erwachsenen gleicht.[8]

Schwester Angelika Wohlenberg, auch Mama Massai genannt, erklärt bei einem Besuch in ihrem Camp in Malambo, Tansania: „Es gibt zwar auch schon vereinzelt hohen Blutdruck. Das ist aber sehr selten. Die Massai leben rhythmisch langsam. Sie halten häufig und regelmäßig Besprechungen ab, sodass etwaige Kontroversen schon früh ausgeräumt werden können."[9] Die Massai gelten als schöne, schlanke und leistungsfähige Menschen.

---

[7] Die Welt – Wissenschaft (31.12.2006) S. 31.
[8] Gore A (1992) Wege zum Gleichgewicht. Fischer, Frankfurt, S. 220.
[9] Sr. Angelika Wohlenberg gegenüber dem Verfasser, Malambo (14.7.2007).

Bei unserem Besuch in den Bomas (Krals) der Massai hatten wir nie den Eindruck, dass sie müde oder erschöpft gewirkt hätten. Warum? Weil sie oft Pausen machen und Palaver abhalten. Es nützen die weltweit steigenden Zahlen von Verjüngungskuren und Operationen nichts, wenn man müde und erschöpft aussieht. Das ist rausgeschmissenes Geld.

Als man in den 1990er-Jahren den Wirkstoff AHA (Alphahydroxysäure) als sogenannten Faltenkiller erkannte, ging bei den Pharmazeuten die Post ab. Entsprechende Kosmetika boomten. Die Anti-Aging-Creme war erfunden – deren Vorteil eine glatte Haut, deren Nachteil aber eine beschleunigte Hautzellenerneuerung ist, die wie das Sonnenbaden letztlich zu einer schnelleren Alterung der Haut führt. Der Takt der biologischen Uhr in der Haut wird durch den Einsatz dieser Kosmetika unnötig beschleunigt. Wer hier „Gas gibt", altert biologisch schneller als kalendarisch – dumm gelaufen.[10]

Die Annahme, dass man die Haut durch bestimmte Kosmetika gewissermaßen ernähren kann, ist ein Irrglaube. Die Hautzellen können ausschließlich nur über das Blut versorgt werden und damit letztlich über die tägliche Nahrung. Schöne Haut bekommt man durch gutes Essen, besonders durch Joghurt und Kefir. Und das ist viel billiger als sich teurer Kosmetika zu bedienen, die im Endeffekt eine geringere Wirkung haben.[11]

Der Kampf um Jugend oder jugendliches Aussehen hat inzwischen bizarre Ausmaße bekommen. Dass sich alte Filmdiven liften lassen, kann man ja noch verstehen, dass

---

[10] Hofmann I, Prinzinger R (1997) Das Geheimnis der Lebensenergie. Campus, Frankfurt, S. 115.
[11] Hofmann I, Prinzinger R (1997) Das Geheimnis der Lebensenergie. Campus, Frankfurt, S. 118 ff.

es nun aber zunehmend Jugendliche sind, die Probleme mit ihrem Aussehen haben und sich mit der Plastochirurgie befassen, ist Ausdruck der Nichtakzeptanz des eigenen Aussehens und Alterns. „Lifting in der Mittagspause" war die Überschrift eines Artikels in der Frankfurter Allgemeinen, in dem beschrieben wurde, dass mit „Botox to go" die Faltenglättung so unkompliziert geworden ist wie das Trinken einer Tasse Kaffee. Mittlerweile gäbe es sogar Flatrates für das Nervengift.[12]

Die Hemmschwelle, sich auch aus kosmetischen Gründen ein Gift ins Gesicht spritzen zu lassen, ist in den vergangenen Jahren niedriger geworden, die Zahl der Eingriffe mit Botox sprunghaft in die Höhe geschnellt. Nach Schätzungen der Deutschen Gesellschaft für ästhetisch-plastische Chirurgie gab es 2008 etwa 170 000 Botox-Behandlungen, während die Zahl der Facelifts, der traditionellen Faltenglättung, knapp 6000 betrug.

Man spricht auch von einer Demokratisierung der Schönheit: Denn nicht mehr nur Industriellengattinnen und Hollywoodstars können sich den Eingriff für einen Preis von 250 bis 600 € leisten, auch einfache Angestellte wie Britta Meier, die zweimal im Jahr in ihrer Mittagspause zur Botox-Behandlung geht.[13] Man braucht kein Hellseher zu sein, um sich das Durchringen zu einem solchen Schritt auszumalen.

Dem Alter entkommt keiner und es wirkt schrecklich, wenn 80-Jährige mit einem starren Gesichtsausdruck keine Emotionen mehr in der Mimik zeigen können. „Frozen Face" nennt man das. Es ist für niemand

---

[12] Frankfurter Allgemeine – Gesellschaft (5.4.2010) Lifting in der Mittagspause.
[13] Frankfurter Allgemeine – Gesellschaft (5.4.2010) Lifting in der Mittagspause.

Außenstehenden mit einem Schaden verbunden, wohl aber für die Betroffenen, die nach außen hin weniger Jahre offensichtlich werden lassen wollen. Keine Operation ist ungefährlich und keine Silikonpackung ohne Nebenwirkung.[14]

Menschen, die diesen Zirkus nicht mitmachen, sondern ruhig und unauffällig leben, keine großen Ämter bekleiden, sich nicht durch große körperliche Leistungen hervortun und die nie umziehen, investieren viel weniger Energie als umtriebige, sehr aktive und herausragende Menschen. Die am Anfang beschriebenen ältesten Menschen zeigen das eindrücklich.

Aber diese ältesten Menschen zeichnen sich eben auch dadurch aus, dass sie nie bequem waren, sondern sich regten und bewegten. Die Menschen haben sich stetig in Bewegung gehalten. Eine chinesische Weisheit sagt „Fürchte dich nicht, langsam zu gehen, fürchte dich nur, stehen zu bleiben". Fernsehen war und ist für diese Menschen kein Thema. Sie sind aktiv gewesen, aber bewusst ohne Schweiß zu vergießen. Sie haben zwar oft, aber nie zu viel gegessen! Bei uns hat man den Eindruck, dass Menschen immer häufiger „unter Dampf stehen", das heißt, sie setzen mehr Energie ein, als es nötig ist. Man braucht nur die Bremse zu lösen und schon sind sie in Bewegung.

Menschen, die nicht zur Ruhe kommen, rastlos von einer Aufgabe zur nächsten, von einem Event zum anderen hetzen, die stets „auf dem Sprung" sind, verbrauchen mehr Energie, weil sie gewissermaßen mit zu „hohen Drehzahlen" leben. Wer mit seinem 60-PS-Motor ständig so fährt, als habe er 200 PS, ist schnell am Ende. „Mit Muße faul und leistungsfähig" war eine erfolgreiche

---

[14] Prinzinger R (1996) Das Geheimnis des Alterns. Campus, Frankfurt, S. 363.

Seminarreihe von Prof. Dr. Friedrich Wagner, Krefeld, in den 1980er-Jahren. Seine Lehre: Tempo rausnehmen, in die Hängematte und die dann daraus erwachsende Kreativität mit Freude nutzen.

Der Psychotherapeut Johannes Schneider hält es in unserer Leistungsgesellschaft für unabdingbar, den Arbeitstag durch regelmäßige Pausen zu unterbrechen. Bei Forschungen in der amerikanischen Weltraumfahrt zeigte sich, dass der Mensch nach 90 Minuten Anstrengung durch eine halbstündige Pause seine Leistungsfähigkeit auf hohem Niveau halten kann. Schneider sagt: „Wer Pausen macht, richtig abschaltet, sein Mittagessen nicht am Schreibtisch einnimmt, arbeitet bewusster und effektiver."[15]

Wer diese Notwendigkeit von Pausen missachtet, zwingt seinen Körper zur Ausschüttung leistungssteigernden Adrenalins, aber das ist ein Raubbau an Psyche und Physis. Fehlende Pausen müssen irgendwann nachgeholt werden. Wenn nicht, haben wir den klassischen Fall für das Erschöpfungssyndrom, das Burn-out-Syndrom.

Ständig, jeden Tag sollten wir uns erholen, nicht nur am Wochenende oder im Urlaub. Die Erholung muss genau so ernst genommen werden wie die Arbeit. Wissenschaftlich gut belegt ist, dass Bewegung die Erholung beschleunigt. Aber es hängt von der Art der jeweiligen Beanspruchung ab (siehe Kap. 8) – Spazierengehen, Wandern, Joggeln, Radfahren zum Beispiel. Dabei darf der Sport, wie schon ausgeführt, selbst keinen Stress machen.[16]

---

[15] Schneider J (24.10.2013) Ostholsteiner Anzeiger, S. 6.
[16] Allmer H (1.8.2005) Lübecker Nachrichten, S. IV.

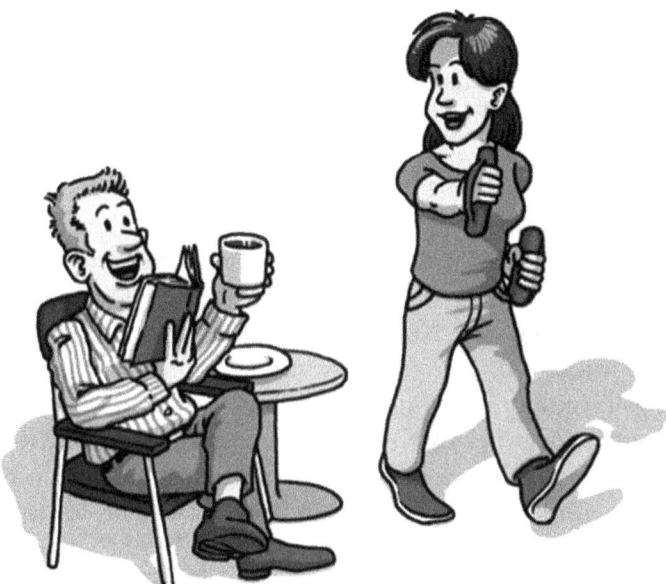

An- und Entspannung müssen sich die Waage halten. Sympathikus und Vagus im Gleichgewicht bleiben. Pausen, Auszeiten, das Einhalten der Sonntagsruhe gleichen Antistressübungen aus, durch die die Menge jener Hormone reduziert wird, die normalerweise eine erhöhte Energieproduktion und damit einen höheren Blutzuckerspiegel zur Folge haben.[17]

Entspannung ist eine Energiequelle. Deshalb sind „richtiges Entspannen und Ausruhen mindestens genauso wichtig, wie die Bewegung selbst. Je größer die Anspannung ist, unter der ein Mensch steht, desto größer ist auch das Bedürfnis nach Entspannung. Wirkliche Entspannung

---

[17] Deutschlandfunk (28.12.2001) Forschung Aktuell.

setzt voraus, dass wir uns erst auf den Körper konzentrieren müssen, weil psychische und physische Spannungszustände eng miteinander verbunden sind", so der Mannschaftsarzt des FC Bayern München, Dr. Hans-Wilhelm Müller-Wohlfahrt.[18]

Wahr ist auch, dass wir zu viel essen und uns zu wenig bewegen. Das zwingt uns zu dem völlig unnötigen zusätzlichen Energieeinsatz einer verlängerten Verdauung. Sie hat außerdem die Folge, dass dadurch Darmkrebserkrankungen zur Nummer 2(!) aller Krebskrankheiten geworden sind. Wir essen zu viel, zu schnell und falsch! Das Gegengift gegen die Zerstreuung unserer Zeit ist die Achtsamkeit. Bewusst und langsam essen, sich ansehen, was man isst, schmecken und sich über das Essen freuen! Dann wird viel besser eingespeichelt, gekaut und verdaut. Schmauen statt kauen.

In den Industrieländern hat die Anzahl der Darmkrebsneuerkrankungen in den letzten 30 Jahren deutlich zugenommen. Mit einer jährlichen Anzahl von Neuerkrankungen in Höhe von weniger als 20 bis über 40 pro 100 000 Einwohner ist der Darmkrebs eine der häufigsten bösartigen Erkrankungen in Mitteleuropa.[19]

Das Risiko eines Deutschen, in seinem Leben an Darmkrebs zu erkranken, beträgt etwa vier bis sechs Prozent, daran zu versterben etwa 2,5 bis 3 %.[20] Von 1000 Menschen im Alter zwischen 45 und 75 Jahren haben etwa

---

[18] Müller-Wohlfahrt HW (17.9.2004) Die Welt – Wissenschaft, Sonderbeilage „Wellness Gesundheit", S. 3.
[19] Herold G (2012) Innere Medizin: eine vorlesungsorientierte Darstellung. Selbstverlag, Köln.
[20] Jehle EC et al. (2003) Kolonkarzinom, Rektumkarzinom, Analkarzinom. Interdisziplinäres Tumorzentrum, Eberhard-Karls-Universität, Tübingen, S. 1.

zehn einen unentdeckten Darmkrebs, bei 300 finden sich zumeist gutartige Polypen im Darm.

Fehlernährung gilt als Risikofaktor für Darmkrebs. Aufgezählt werden

- eine übermäßige Kalorienzufuhr,
- eine fett- und fleischreiche Kost und außerdem
- ein geringer Gehalt an Ballaststoffen in der Nahrung.

Insbesondere der tägliche Genuss von rotem Fleisch wie beispielsweise Schweine- und Rindfleisch oder daraus bestehenden anderen Fleischprodukten erhöht das Darmkrebsrisiko um mindestens 50 %, täglicher Fischgenuss hingegen senkt es auf etwa die Hälfte.[21]

2007 zogen Wissenschaftler der Studienzentren am Deutschen Krebsforschungszentrum in Heidelberg und am Deutschen Institut für Ernährungsforschung (DIFE) in Potsdam-Rehbrücke Bilanz: Eine hohe Ballaststoffaufnahme ist mit einem verminderten Darmkrebsrisiko verbunden. Wer seinen täglichen Konsum von 15 auf 35 g steigert, kann sein Darmkrebsrisiko um 40 % senken. „Wer viel rotes Fleisch (auch Rindfleisch) und Wurstwaren isst, hat ein erhöhtes Risiko für Magen- und Dickdarmkrebs. Mit 100 g mehr rotem Fleisch pro Tag steigt das Risiko um 49 %, ein Plus an 100 g Wurst lässt es wohl um 70 % ansteigen."[22]

Das alles ist aber nur die eine Seite des Energieraubs. Die andere kommt von innen, von der Seele. Sie wird

---

[21] Herold G (2012) Innere Medizin: eine vorlesungsorientierte Darstellung. Selbstverlag, Köln.
[22] Prävention Krebs und Diabetes auf www.gesundheits-lexikon.com.

gesteuert durch niedrige Triebe: Eitelkeit, Ehrgeiz, Machthunger, Ehrsucht, Neid, Gier, Missgunst. Das sind Eigenschaften, die enorme Energiemengen fressen. Das Streben, im Glanz zu stehen, Macht auszuüben und anerkannt zu werden kostet riesige Energiemengen. Von Einzelfällen ausgenommen, werden solche Menschen nicht besonders alt.

Oft wird aus Eitelkeit gelogen, um sich besser darzustellen als man wirklich ist. Ein gutes Beispiel wurde 2013 im Film *Blue Jasmin* von Woody Allen gezeigt, wo die Hauptdarstellerin Cate Blanchett ihr vergangenes Leben durch Erfindungen haarscharf an der Wahrheit vorbei schönt und im Verlauf des Films ihr ganzes Leben ruiniert. Mit der Lüge wird in Bruchteilen von Sekunden das Leben auf zwei Ebenen weitergeführt – auf der ersten Ebene, die der Wahrheit entspricht (und in diesem Fall täglich mit ihrer Schwester gelebt werden muss), und in der zweiten, vermeintlich besseren Wunschvorstellung, die eine neue Zukunft verspricht. Das bedeutet eine ständige Doppelbelastung des Gehirns, dies umso mehr, als dabei kein Fehler passieren darf. Das absorbiert natürlich ständig große Energiemengen und endet hier in einer Katastrophe.

Auch Verantwortung zu tragen ist kraftraubend. Stets präsent zu sein, möglichst fehlerfrei, hat ebenso eine negative Energiebilanz wie unnötige Aufregung, Neid, Angst oder exzessiver Sport. Für den Körper bedeutet es in jedem Fall mehr Arbeit. Er atmet schneller, bewegt mehr Muskeln, blinzelt mehr mit den Augen. Der Stoffwechsel beschleunigt und verbraucht sich und der Mensch verbraucht seine Energien dummerweise dort, wo es Tiere nicht machen.

Der Mensch ist ein Rudelwesen und erkennt den Rudelführer im Gegensatz zu allen anderen Rudelpopulationen letztlich nicht an. Tiere bescheiden sich mit der zweiten Rolle, sie akzeptieren, wenn sie im Kampf unterlegen sind, und ordnen sich ein. Menschen tun das nicht. Sie opponieren und heucheln in einem nie endenden Kampf um Anerkennung und Ansehen oder sie resignieren und verlieren dabei ihren Lebenswillen. Auch das raubt Energie.

Der Mensch verbraucht in Bereichen Energie, an die Tiere nicht im entferntesten denken. Zum Beispiel wird von der Senioren-WM in der Leichtathletik 2004 in Neuseeland folgendes berichtet: Es waren nur wenige Teilnehmer für den 110-Meter-Hürdenlauf angemeldet. Die Jury hatte angesichts der vielen Stürze und der damit verbundenen Verletzungen von früheren Wettkämpfen für Senioren die Idee, die Höhe der Hürden diesmal von den üblichen 1,067 m (drei Fuß, sechs Zoll) auf einen Meter zu senken.

Die Sportler wurden befragt, lehnten das aber einhellig ab. Ihre Eitelkeit verhinderte die Einsicht. Das Ergebnis: In den Vorläufen verletzten sich so viele Wettkämpfer, dass sich nur vier Teilnehmer für den Endlauf qualifizierten. Daraufhin wurden die Wettkämpfer noch einmal zur Reduzierung der Hürdenhöhe befragt und wieder lehnte man einhellig ab. Es kam wie es kommen musste. Nur zwei erreichten das Ziel! Die Eitelkeit schadet zum Glück anderen nicht, nur sich selbst.

Zusammengefasst lässt sich sagen, dass ein unaufgeregter und absichtsloser Einsatz im Gleichmaß der Kräfte und der Balance des Lebensablaufs optimal sind, und nicht nur das. Es ist auch am erfüllendsten. Mihály Csíkszentmihályi, Professor für Psychologie an der University of Chicago, wurde durch den von ihm geprägten Glücksbegriff des „Flows" (des „Fließens") bekannt. Wenn ein Mensch sich einer Tätigkeit, die ihm entspricht, mit ganzer Hingabe widmet, in ihr aufgeht und alles andere vergisst, dann entsteht dadurch ein beglückendes Gefühl der

Selbstvergessenheit. Der Flow ist nicht nur der effektivste, sondern auch der sparsamste Einsatz unserer Lebensenergien.[23]

Anlässlich meines 50. Geburtstags bekam ich von unserem Freund Prof. Dr. Volker Diehl einen diesbezüglichen Hexameter mit auf den Weg:

> „Mit wachsendem Alter stets sinne auf Freude,
> und wenn du auch arm, nicht wolle ein Amt;
> erforsche gestaltend die wirkenden Kräfte,
> und suche zu halten der Heiterkeit Blick."

---

[23] Csíkszentmihályi M (2008) Flow: Das Geheimnis des Glücks. Klett-Cotta, Stuttgart.

13

Welchen Einfluss hat der Sauerstoff?

Sauerstoff ist das A und O des Lebens. Aber dass Sauerstoff die Heilkräfte des Körpers unvorstellbar groß werden lässt, ist nahezu unbekannt. Wenn genügend Sauerstoff zu den weißen Blutkörperchen gebracht werden, kann nahezu jede Krankheit vermieden oder doch geheilt werden. Mit Sauerstoff können Abfallprodukte und Schadstoffe verflüssigt und abtransportiert werden. Bei Krankheiten ist die Ursache fast immer ein Sauerstoffmangel.

These: Nicht das Atmen, sondern die Bewegung versorgt uns mit Sauerstoff

Der Mensch besteht zu 65 % aus Sauerstoff.[1] Wer hätte das gedacht. Ja, Sauerstoff lässt die Heilkräfte des Körpers unvorstellbar groß werden. Er ist die Inspiration für die Energie. Corwin S. West bestätigt mit seinen Forschungen, dass elektrische Ströme mehr Sauerstoff zu den weißen Blutkörperchen führen, sodass diese die Fähigkeit bekommen, Gesundheitsgefährdungen abzuwehren. Dazu gibt es elektrische Pumpen, die dafür sorgen, dass der Ladungszustand zwischen dem Inneren der Zelle und ihrer Umgebung gleich bleibt: In den Zellen ist der Kaliumspiegel (K+) hoch, der von Natrium (Na+) niedrig, außerhalb der Zelle ist es umgekehrt. Durch diesen Unterschied wird wie bei einer Batterie ein Ladungspotenzial erzeugt, eine elektrische Spannung.[2]

Diese Spannungsenergie veranlasst den Sauerstoff, die Zellabfallstoffe zu verflüssigen und transportfähig zu machen. Ohne Sauerstoff verklumpen sie, passen nicht mehr durch die Kapillaren und stauen sich. Funktioniert dieses System der Verflüssigung normal, können die meisten Krankheiten abgewehrt und Verletzungen geheilt werden. Bei Krankheiten kann man nach Meinung von Corwin S. West davon ausgehen, dass die Ursache immer ein Sauerstoffmangel ist.[3]

In unserer bewegungsarmen Welt wird das Blut nicht mehr mit genügend Sauerstoff versorgt, ein Teufelskreis beginnt. Sauerstoff, Blut und Lymphe sind das A und O

---

[1] Zeit – Wissen (12/2013, 01/2014) S. 25.
[2] West CS (1981) The golden Seven plus One. Samuel publ.
[3] West CS (1981) The golden Seven plus One. Samuel publ.

des Lebens. Tiefes Einatmen, Sport, Treppensteigen und Lachen bringen Sauerstoff in den Kreislauf. Am besten aber geht es mit Bewegungsarten, die wenig Eigenenergie abfordern; ein Beispiel ist das hoch elastische Trampolin.[4] Es wirkt wie ein Lymphatisator, denn es bewegt die Muskeln durch das Auf und Ab in abwechselnder Kontraktion, und das ohne besondere eigene Anstrengung. Damit beginnt die Lymphdrainage zu arbeiten. Die stoffwechselbedingten Abfälle, Mineralien und Eiweiße werden wie in einer Abwehrkanalisation aus dem Körper geführt.

Der Abtransport geschieht nicht von selbst, sondern ist von An- und Entspannung der Muskulatur abhängig. Bewegen wir uns nicht, erlahmt das Lymph- und damit unser Abwehrsystem. Inaktivität ist deshalb ein kleiner Tod. Richard Rost sagt. „Wer sich heute nicht mehr bewegt, ist schon ein bisschen tot." Deswegen ist ein hoch elastisches Trampolin das billige Allheilmittel – es erlaubt die anstrengungsärmste Muskelarbeit. Und es kostet weniger als der Monatsbeitrag für die Krankenkasse, hat aber unvorstellbare Heilkräfte.[5]

Es genügt, täglich zweimal ein wenig darauf herumzuwippen, um die Lymphe in Bewegung zu bringen und die Lebensenergien zu aktivieren. Wenn es einem dabei noch gelingt, tief und bewusst zu atmen, steht einem langen und gesunden Leben nichts mehr im Wege. Schweißtreibende Bewegungen sind dem nicht zuträglich. Schweiß ist immer ein Zeichen für Überanstrengung und dient mittels der Verdunstungskälte der Kühlung des Körpers.[6]

---

[4] Von Kunhardt P, von Kunhardt G (2013) Wolkenweich ins Glück. Shaker, Aachen; von Kunhardt G (2004) Kleiner Aufwand – Große Wirkung. bellicon, Köln.

[5] Conrad J, Seiler B (1995) ZeitenSchrift. 6:4.

[6] S. a. www.bellicon.de.

Die bei Anstrengung ausgeschütteten freien Radikale haben eine positive, aber auch eine sehr negative Wirkung. Zum einen treiben sie den Stoffwechsel im Sinne des Lebens an. Ohne die Initiative der freien Radikale hebt man keinen Arm. Zum anderen schaden sie aber, wie schon erläutert, bei besonderen Anstrengungen dem Energiestoffwechsel der Mitochondrien in den Zellen. Dadurch geht wertvolle Energie verloren, die eigentlich für Synthese, Reparatur und Schutzarbeiten benötigt wird.[7]

Es ist einfach so, dass mit steigender Anstrengung eine exponentiell ansteigende Ausschüttung von freien Radikalen erfolgt. Das heißt, je schneller man ist, desto größer ist der Schaden. Dennoch ist eine gewisse (moderate) Anstrengung notwendig, um wie mit einer „Dusche" von freien Radikalen unerwünschte Bakterien und virusbefallene Zellen zu zerstören und damit dem Immunsystem zur Optimierung der Gesundheit zu helfen.[8] Zwar können pro Minute bis zu 300 Reparaturen innerhalb der Zelle durchgeführt werden, aber gegen den Unverstand des Menschen, sich bis an die Grenze der Belastung auszutesten, kommen die Radikale auch nicht an.[9] Deshalb ist Mut zur Eile mit Weile geboten. Auf die Balance kommt es an.

Wer sich Langlebigkeit („longevity") wünscht, ist aufgefordert, sich mehr zu bewegen. Ein Tag ohne rollende, wippende, walkende, schwingende Bewegung ist ein verlorener Tag für unsere Gelenke und Bandscheiben. Und mit jeder Bewegung jauchzt unser Körper vor Freude, weil

---

[7] Wittern K-P (17.12.07) Die Welt – Wissenschaft, S. 36.

[8] Hofmann I, Prinzinger R (1997) Das Geheimnis der Lebensenergie. Campus, Frankfurt, S. 49.

[9] Prinzinger R (1996) Das Geheimnis des Alterns. Campus, Frankfurt, S. 45.

er sich gut versorgt fühlt. Dann bekommen wir, wie im ältesten Managementhandbuch der Welt (Bibel) zu lesen ist, neue Kraft, sodass wir laufen und nicht matt werden[10] und schließlich selbst als Lahme wie ein Hirsch springen.[11]

---

[10] Jesaja 40,31 HfA.
[11] Jesaja 35,6 HfA.

14

Wie groß ist die Bedeutung unseres Lebensstils?

Der Lebensstil hat den entscheidenden Einfluss. In ihm verbirgt sich die Bewirtschaftung unserer gesamten verfügbaren Energiepotenziale. Wofür setze ich sie ein? Was ist mir wichtig? Wie viel wert sind sie mir? Auch wenn ich mich bewusst der Strategie der Lebensverlängerung hingebe, alles genau richtig mache, mich ausgewogen ernähre, viel schlafe usw., kann genau das zum Stress führen, nämlich dann, wenn das System gestört wird, also etwas dazwischen kommt. Es kommt nicht darauf an, dem Leben mehr Jahre zu geben, sondern den Jahren mehr Leben. Es ist ein Unterschied, ob ich mich mit Freude und Dankbarkeit für etwas einsetze oder ob ich aus Angst und Verzicht unbedingt einen Erfolg haben oder etwas vermeiden will.

These: Nicht das Unerledigte der Zukunft, sondern das Heute gibt Befriedigung. Oder: Glücklich wird nur, wer anderen dient

Wir leben

- zu schnell und schlafen zu wenig (Müdigkeit raubt Energien),
- zu hektisch und erledigen viel zu oft Dringendes vor Wichtigem,
- zu riskant, weil wir eitel sind,
- essen und trinken zu viel und
- sitzen zu lange und bewegen uns zu wenig.

Wir missachten die eigenen körperlichen Bedürfnisse und folgen dem Kopf und nicht dem Körper. Wir setzen uns ständig unter Stress, ohne es zu müssen. Wer zwingt uns, abends oder gar tagsüber fernzusehen? Von wem lassen wir uns einreden, dass ein Urlaubsflug über fünf oder mehr Zeitzonen erholsam, dass ein Urlaub in tropischer Hitze gesünder sei, als eine Wanderung durch das Elbsandsteingebirge? Wir geben auf der Autobahn Gas in dem Glauben, selbst bewegungsaktiv zu sein. Wir strengen uns an, immer mehr Geld zu verdienen, um es dann für immer großartigere Freizeitaktivitäten einzusetzen. Und dann sind wir reif für die Insel. Ein Teufelskreis von Hektik und Stress.

14 Wie groß ist die Bedeutung unseres Lebensstils?

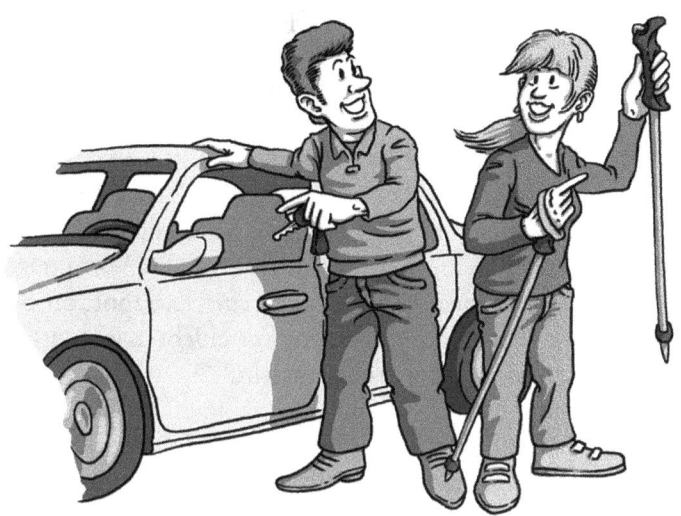

Stress aber ist der Krankheitsauslöser Nummer 1! Er hat enorme gesundheitliche Folgen. Herzinfarkt, Magen-Darm- und Allergieerkrankungen sind logische Auswirkungen. Besonders tragisch ist, dass sie sich als Langzeitwirkung erst im Alter bemerkbar machen, jenem Lebensabschnitt, in dem wir unser Leben richtig genießen wollen – es stattdessen aber häufig mit Ärzten und Krankenhäusern zu tun bekommen.

Rechtzeitige Antistressmaßnahmen dagegen sind lebensverlängernd und können bis zur Altersverdoppelung (schottische Studie) führen. Wir brauchen sich wiederholende Pausen. Henning Allmer, Stressforscher und Direktor der Sporthochschule Köln: „Ständig, jeden Tag, sollten wir uns erholen, nicht nur am Wochenende oder im Urlaub.

Die Erholung muss genauso ernst genommen werden wie die Arbeit. Wissenschaftlich gut belegt ist, dass Bewegung die Erholung beschleunigt. Aber es hängt von der jeweiligen Beanspruchung ab. Spazierengehen, Wandern, Joggen, Radfahren zum Beispiel. Wie schon mehrfach ausgeführt, darf der Sport selbst nicht wieder Stress machen. Denn Sport als Stress schadet."[1]

Moderate Bewegung baut Stress nicht nur ab, sondern verschiebt ihn sogar. Henning Allmer sagt dazu: „Schüler, die in der ersten Unterrichtsstunde Sport haben, entwickeln deutlich weniger Stress im Verlauf des Vormittags. Wem es gelingt, bereits am Morgen eine Extraportion Bewegung in den Tag einzubauen, verschiebt nachweislich den Zeitpunkt, an dem Stress entsteht."[2]

Wer sich nicht zu einem regelmäßigen Training nach Terminplan aufraffen kann, dem sei empfohlen, über den Tag verteilt mit vielen kleinen Bewegungsübungen den notwendigen Sauerstoff in den Körper zu pumpen und Stress abzubauen. Das ist mit dem sogenannten Minutentraining leicht und effektiv möglich.[3] So langsam kommen auch die Krankenkassen mit entsprechenden Tipps.[4]

Meine Frau hat als Lehrerin in den 1980er-Jahren in einem sozialen Brennpunkt in Köln gute Erfahrungen damit gemacht. Ihre Schüler waren nach Wochenenden mit stundenlangem Fernsehen zu Hause am Montagmorgen regelmäßig unruhig und streitsüchtig. Der Unterricht war eine Qual. Nachdem sie aber eingeführt hatte, die Schulwoche mit einer Sportstunde und einem Ausdauerlauf als erster Schulstunde zu beginnen, war die Unruhe verflogen. Und nachdem sie vor Klassenarbeiten jeweils ein fünf bis zehn Minuten dauerndes Bewegungstraining

---

[1] Allmer H (1.8.2005) Lübecker Nachrichten, S. IV.
[2] Allmer H (12.6.2005) Welt am Sonntag, S. 72.
[3] Von Kunhardt G, von Kunhardt M (2005) Das Minutentraining. Brockhaus, Wuppertal.
[4] Verwaltungs-Berufsgenossenschaft (VGB) (2.12.12) Ostholsteiner Anzeiger, S. 14.

(Wippen, Drehen, Strecken, Muskelan- und -entspannen) etabliert hatte, erreichten die Schüler eine deutlich niedrigere Fehlerquote. Das sprach sich schnell herum und wurde zum Thema einer TV-Sendung im WDR.

Wochenenden sind eigentlich zur Regeneration gedacht. Aber kaum einer denkt an Ruhe, Entspannung, Lesen oder Spazierengehen, vom Kirchgang ganz zu schweigen. Stattdessen werden Ereignisse organisiert, Events oder entfernte Verwandte besucht und die Nächte durchgemacht. Muss ich wirklich jede Einladung annehmen, nur weil sie von „bedeutenden" oder „wichtigen" Leuten kommt? Der biologische Rhythmus von An- und Entspannung kommt so nicht zustande. Überhaupt: Die Hälfte aller Deutschen leben nicht nach ihrem Biorhythmus.

Nach Ansicht des Schlafforschers Till Roenneberg von der Ludwig-Maximilians-Universität in München lebt mindestens jeder zweite von uns permanent in einer Art Jetlag. Darum greifen so viele Menschen auch zur Zigarette. Diesen Zusammenhang legt eine Studie mit 500 Freiwilligen nahe, die in der Fachzeitschrift Chronobiology International veröffentlicht wurde. Bei Probanden, die höchstens eine Stunde von ihrem persönlichen Biorhythmus abwichen, rauchten nur zehn Prozent. Waren es mehr als sieben Stunden Bio-Jetlag, dann rauchten 70 %.[5]

Weil wir unseren Schlaf in den letzten 30 Jahren immer weiter nach hinten verschoben haben, will der Schlafforscher nun den Zusammenhang zwischen Rauchen und Bio-Jetlag in weiteren Studien erforschen. Das bevorzugte Schlaffenster liegt seiner Meinung nach bei der Mehrheit der Menschen – wie in vielen Studien bereits gezeigt – zwischen 0:30 Uhr und 8:30 Uhr. Individuelle

---

[5] Deutschlandfunk (3.3.2006) Forschung Aktuell.

Abweichungen gehen zum Teil deutlich nach vorne wie nach hinten. Ob jemand eher ein Nachtmensch oder ein Frühaufsteher ist, das bestimmen die Gene.[6]

Als beste Antistressmaßnahme und gleichzeitig höchstmögliche Leistungssteigerung haben sich Spiel und Spaß herausgestellt. Friedrich Schiller wird die folgende Aussage unterstellt: „Der Mensch ist nur da Mensch, wo er spielt. Und er spielt nur da, wo er ganz Mensch sein darf. – Er kommt als spielendes Wesen auf die Welt und – er verlernt es dort!" Tragisch, ein Drama. Denn der Spieltrieb bringt die maximalen Leistungsmöglichkeiten zur vollen Entfaltung. Beim Spiel wird stets das limbische System emotional beteiligt. Damit entsteht eine „multiple parallele Repräsentation", die das Gehirn zu einem perfekten Kontrollsystem für den gesamten Organismus werden lässt.[7] Ein ganzheitlicher Gewinn!

Regelmäßiges Laufen hat sich – was Wunder – in vielen Studien auch als wirksame Antistressmaßnahme herausgestellt. Forscher des Stanford University Medical Centers haben in einer Langzeitstudie nachgewiesen, dass Laufen den Alterungsprozess verlangsamt. Den Wissenschaftlern zufolge ist bei älteren Joggern das Risiko, an Krebs zu sterben, gleichzeitig nur halb so groß wie bei Nichtläufern. Was für ein Gewinn! Und wir wissen bereits, dass der Gewinn umso größer wird, je langsamer wir sind.

Die Krebskrankheit kommt praktisch bei allen Wirbeltieren vor, ist also nicht nur auf den Menschen beschränkt. Aber nur er wird im besonderen Maße davon befallen. Das liegt daran, dass es die schon angesprochene Fähigkeit der Selbstheilung (Homöostase) gibt. Bei Tieren

---

[6] Deutschlandfunk (3.3.2006) Forschung Aktuell.
[7] Weiß M, Rieder H (Hrsg.) (1991) Sportmedizinische Forschung. Springer, Heidelberg, S. 164.

funktioniert sie so fabelhaft, dass man Krebs in der freien Wildbahn praktisch nicht registriert. Tiere bewegen sich jeden Tag ausreichend, sodass die Zellentartung körperintern erfolgreich bekämpft werden kann. Anders beim Menschen. Er nutzt die Homöostase nicht, weil er sie gar nicht kennt. Sie wird nirgends gelehrt. Eine schändliche Unterlassung.

Zusätzlich war in der oben genannten Studie auch die Lebensqualität der Sportler durch den gesünderen Lebensstil höher. Details der Studie wurden in den *Archives of Internal Medicine* veröffentlicht. Ein Team um den Studienleiter James Fries begleitete 500 ältere Läufer mehr als 20 Jahre lang und verglich ihre Werte mit einer vergleichbaren Gruppe von Sportmuffeln.

Die Probanden waren zu Beginn der Studie zwischen 50 und 60 Jahre alt. Nach 19 Jahren waren 34 % der Probanden, die keinen Sport ausübten, verstorben, aber nur 19 % der Läufer. Beide Gruppen hatten mit steigendem Alter mit körperlichen Gebrechen zu kämpfen. Sie setzten jedoch bei den Sportlern durchschnittlich 16 Jahre später ein. Der Unterschied im gesundheitlichen Zustand blieb auch bestehen als die Teilnehmer bereits über 80 Jahre alt waren.

Das moderate Laufen verringert also nicht nur die Anzahl der Todesfälle, die mit Erkrankungen der Arterien oder des Herzens zusammenhängen, sondern auch die Anzahl der Todesfälle durch Krebs, neurologische Erkrankungen, Infektionen und andere Ursachen.[8] Joggen gilt als Universalmedikament.

Deshalb kann man Sport als medizinisches Allheilmittel bezeichnen. „Bis zum Zweiten Weltkrieg wurden Menschen krank, weil sie zu viel körperlich gearbeitet und zu

---

[8] Die Welt – Wissenschaft (13.8.2008).

wenig gegessen hatten", so Prof. Klaus Michael Braumann vom Universitätsklinikum Eppendorf, Hamburg. „Heute bewegen sich Menschen zu wenig und essen zu viel."[9] Deswegen ist heute ein Tag ohne zusätzliche Bewegung ein verlorener Tag.[10]

Die Energietanks der Muskeln sind überfüllt und der Körper versucht, sich mit vermehrter Insulinausschüttung zu helfen. Aber irgendwann ist dieser Mechanismus erschöpft und es entsteht die Volkskrankheit Diabetes – wegen der enormen Folgekosten die teuerste Krankheit überhaupt. Früher waren es die 65-Jährigen, die Diabetes bekamen, heute sind es sechsjährige Kinder, weil eben auch die Kinder schon vier Stunden täglich vor der Flimmerkiste sitzen oder Nintendo in der Sitzstarre spielen.

Die Lösung scheint einfach: mehr Bewegung, notfalls auf Rezept verordnet. Aber die erste und einzige Universitätsklinik Deutschlands, die Bewegung als Medizin anbietet, ist das Universitätsklinikum Eppendorf. Direktor Braumann erklärt: „Nicht nur Diabeteskranke, auch Patienten mit Bluthochdruck, Krebs oder Multipler Sklerose profitieren von der Bewegungstherapie. In manchen Fällen sogar mehr als durch eine Tablette. In Studien wird weltweit die Heilkraft der Bewegung als entscheidend für die Hormon- und Enzymbildung beschrieben. Diese regt zum Beispiel die Ausschüttung des Glückshormons Dopamin an – was bei Depressionen hilft."[11]

Es ist nie zu spät, anzufangen. Auch in höherem Alter gilt das.

---

[9] Tiemann J (4.8.2008) Welt Online – Wissenschaft.
[10] Prof. Dr. med. Sigfried Israel (26.8.94) Kongress Gesundheitstreff, Mannheim.
[11] Prof. Dr. med. Sigfried Israel (26.8.94) Kongress Gesundheitstreff, Mannheim.

Dort sind die Gewinne sogar überproportional hoch. Aufs Tun kommt es an und nicht aufs Reden! Alles unter Berücksichtigung der Erkenntnis von Theresa von Avila: „Tu deinem Leib etwas Gutes, damit deine Seele Lust hat, darinnen zu wohnen." Schonen statt schinden.

Wenn der Mensch in Bewegung kommt, kann die Gefahr von altersbedingten Knochenbrüchen reduziert und die Altersdemenz hinausgeschoben werden. Die Bedeutung der Bewegung zweifelt kaum noch jemand an. „Trotzdem sind rund 60 % der über 60-jährigen Menschen nicht in der Lage, ohne Pause drei Stockwerke zu Fuß zu gehen.[12] Es ist eben einfacher, eine Tablette zu nehmen", sagt Braumann. In seinem sportmedizinischen Institut werden deswegen alle Patienten auf Herz, Lunge, Muskulatur, Blutwerte und ihren Bewegungsapparat geprüft. Danach erhalten sie ein maßgeschneidertes Training als therapeutische Maßnahme.[13] Da kann man nur gratulieren.

Wenn man nach dem richtigen Lebensstil fragt, sollte man sich diejenigen raussuchen, die das sozusagen rückwirkend belegen können: die Alten. Da gibt es eine eindrückliche US-Studie, die bestätigt, dass jüngere Menschen, die Baby-Boomer, die unglücklichste Generation ist. Die Alten dagegen sind mit zunehmendem Alter viel glücklicher. Die Forscher haben rund 28 000 Menschen im Alter zwischen 18 und 88 Jahren befragt.[14]

Warum sind die Alten so viel glücklicher? Es kam heraus, dass es natürlich etliche Probleme im Alter gab – Krankheiten, Schmerzen oder den Tod geliebter Menschen. Aber Senioren können sich im Gegensatz zu vielen

---

[12] Braumann K-M, Die Welt, Sport als medizinisches Heilmittel, 4.8.2008.
[13] Tiemann J (4.8.2008) Welt Online – Wissenschaft.
[14] Die Welt – Wissenschaft (25.4.2008).

jüngeren Erwachsenen mit dem begnügen, was sie haben. Sie starren nicht mehr auf das, was vor ihnen liegt, sozusagen noch unerledigt ist. Sie sehen auf das Heute, auf das, was bis hierher geschehen ist. Das macht sie dankbarer.

So ist es: Mit steigendem Alter wird das Leben in der eigenen Wahrnehmung besser. Man lernt die Erwartungen zu senken und für das Erreichte dankbar zu sein. Eine Befragung der University of Chicago, erschienen in *American Sociological Review* ergab, dass 75 % der Menschen zwischen 57 und 85 Jahren wöchentlich an mindestens einer sozialen Aktivität teilnehmen. Dazu zählen Treffen mit Nachbarn, Gottesdienste oder ehrenamtliche Tätigkeiten. Einer der Befragten: „Glück bedeutet, rauszugehen und Menschen zu treffen. Man weiß, dass nichts vollkommen ist."[15]

Der Sattler und Polsterer Willi Bergholz aus Neukirchen/Malente arbeitete, obwohl 90 Jahre alt, immer noch in seiner Werkstatt. Auf meine Frage, ob er denn nicht langsam ans Aufhören denke, antwortete er mir: „Wenn ich arbeite, weiß ich wenigstens, dass ich den Tag sinnvoll rumkriege."

Ganz großen Einfluss hat das Sozialverhalten, zum Beispiel die Pflege von Freundschaften: Wer im fortgeschrittenen Alter noch gute Freunde hat, verlängert seine Lebenserwartung um etwa 22 %! Zu diesem Ergebnis kommen Wissenschaftler der Flinders University, Adelaide.[16]

Menschen zwischen 30 und 50 Jahren sehen auf das eigene Fortkommen, auf die Stabilisierung materieller Werte, und sie vergessen, dass sie soziale Wesen sind. Der Ernst des Lebens hat sie fest im Griff. Zeit für Gelassenheit,

---

[15] Die Welt – Wissenschaft (25.4.2008).
[16] Die Welt – Wissenschaft (5.7.2005) S. 31.

Entspannung und Zuwendung zu anderen Menschen fällt durch das Raster des Erfolgs.

Gelassener Optimismus und entspannte Fröhlichkeit im Leben halten jung und leistungsfähig. Eine niederländische Studie mit 940 Frauen und Männern ergab, dass die Optimisten eine um 55 % geringere Sterberate und eine 23 % niedrigere Herzinfarktrate hatten.[17] Ja, auch Lachen ist gut fürs Herz. Es heißt, Lachen sei gesund. In einer anderen Studie wird festgestellt, dass beim Lachen die Blutzufuhr zum Herz um 15 % erhöht und bei Angst und Traurigkeit um 47 % verringert wird.[18] Kopf hoch! Wer zum Himmel aufschaut, kann den Kopf nicht hängen lassen.

Man sagt ja auch, dass derjenige, der 100-mal am Tag gelacht hat, sich so konditioniert, als habe er einen 3000-Meter-Lauf absolviert, und dass der, der nichts zu lachen hat, eben laufen muss. Die Bibel ist da ganz drastisch. „Ein fröhlicher Sinn fördert die Gesundheit, aber ein bedrücktes Gemüt lässt die Gebeine verdorren."[19]

Auch schon Vorfreude hilft gegen Stress. Forscher von der University of California in Irvine präsentierten auf der Jahrestagung der Neuroforscher in Orlando Versuchsergebnisse, wonach ein bevorstehendes lustiges oder fröhliches Erlebnis Stresshormone um bis zu 70 % reduzieren kann.[20] Das gilt auch für die quantitativ größte Sinneslust des Menschen, das Essen. Freut euch des Lebens!

In der heiligen Schrift heißt es: „So iss dein Brot und trink deinen Wein und sei fröhlich dabei! So hat es Gott

---

[17] Hannoversche Allgemeine Zeitung (12.5.2005) Gesund und Fit.
[18] Miller M (2006) Neues Leben, S. 23.
[19] Bibel, Sprüche 12, 25.
[20] Die Welt – Wissenschaft (11.11.2002) S. 31.

für die Menschen vorgesehen, und so gefällt es ihm. Nimm das Leben als ein Fest: Trage immer frisch gewaschene Kleider und sprenge duftendes Öl auf dein Haar! Genieße jeden Tag mit der Frau, die du liebst, solange dieses flüchtige Leben dauert, das dir Gott geschenkt hat."[21]

Der weltberühmte Arzt für regenerative Medizin, Prof. David Warburton aus Florida, geht sogar so weit zu behaupten, dass es der maßvolle Genuss von Schokolade, Kaffee, Wein, Bier und Zigaretten sei, der den Stress abbaut und die Widerstandskraft erhöht.[22] Maßvoller Genuss entspricht den biblischen Vorgaben und hat eine wunderbare Antistresswirkung.

Dass in diesem Zusammenhang positives Denken gesund ist, verwundert nicht. Aber dass es eine so nachhaltige Wirkung hat, ist verblüffend: Die Dänen Troels Thomesen und Marianne Schroll erkannten nach einer Langzeitstudie: „Schwarzseher sterben früher. Negative, bittere Menschen bekommen 50 % mehr Herzinfarkte."[23]

Damit wissen wir endgültig, dass die Verhaltensweisen der uns bekannten ältesten Menschen vorbildlich sind: gelassene Fröhlichkeit und Dankbarkeit. Sie können in dem Gebet des US amerikanischen Theologen Reinhold Niebuhr zusammengefasst werden: „Gott, gib mir die Gelassenheit, Dinge hinzunehmen, die ich nicht ändern kann, den Mut, Dinge zu ändern, die ich ändern kann, und die Weisheit, das eine vom anderen zu unterscheiden."

Der Cellerar der Abtei Münsterschwarzach, Pater Anselm Grün, schlägt drei Wege zum Entstressen vor:

---

[21] Bibel, Prediger 9,7.
[22] Schwarz CA (1996) Anleitung für christliche Lebenskünstler. C & P Verlags-GmbH, Emmelsbüll, S. 114.
[23] Thomesen T, Schroll M (19.4.2001) Hamburger Abendblatt, S. 28.

14 Wie groß ist die Bedeutung unseres Lebensstils?

- tägliche Rituale tun Leib und Seele gut,
- Entschleunigung der Freizeit durch bewusstes Wahrnehmen und Innehalten,
- Gott fragen, worauf es in meinem Leben wirklich ankommt.[24]

---

[24] Grün PA (2003) Christ und Wirtschaft. 4: 6–7.

15

Wie beeinflussen das Selbstbewusstsein und der Mangel daran die Energiepotenziale?

Entscheidungen verbrauchen Energie. Das Ringen um eine Entscheidung benötigt mehr Energie, Zaudern und Unentschlossensein noch mehr. Wenn man bedenkt, dass wir am Tag etwa 20.000 Entscheidungen fällen müssen, dann wird deutlich, wo wir Energie sparen können. Gelassenheit ist ein wahrer Energiesparer. Sie bringt ein acht Jahre längeres Leben. Das unbedingte Festhalten, Durchsetzen, das Streben nach Anerkennung und besonders die deutsche Rechthaberei sind Energieräuber.[1]

---

[1] Wikipedia, Besserwisser, i Oswald Spengler, in der er den Besserwisser zur dominanten Sozialcharaktere seiner Zeit erklärt: „Besonders die Deutschen sind groß darin, schöpferische Taten zu beargwöhnen, zu bekritteln, zu vereiteln." 5/2024.

These: Ein falscher Entschluss ist besser als gar keiner

Ein entscheidender Faktor ist das Selbstbewusstsein. Menschen, die an sich zweifeln, Angst haben, übervorteilt zu werden, zu unterliegen, sind ständig im Begründungszwang und investieren viel mehr Energie, als solche, die souverän leben. Aber was heißt souverän? Ist es ein Zeichen von Souveränität, wenn einer alle Examina besteht und berufliche Hürden überspringend, zum Präsidenten des Unternehmens gewählt wird, oder vielmehr wenn einer souverän sagt, dass er das alles nicht braucht?

Ich habe in meinem Leben erst einen einzigen Fall erlebt, wo jemand eine Beförderung mit der Begründung abgelehnt hat, er sei dann überfordert. Wir sind zu eitel und zu stolz, um uns zurückzusetzen, selbst wenn das zu unserem Lebensglück beitragen würde. Wie viele Menschen kenne ich, die unter einer ständigen Überforderung leiden, es aber nicht zugeben. Der Mangel an Selbstbewusstsein, hier „Nein" zu sagen, ist mit einem schleichenden, aber unerbittlichen Verlust an Lebensenergie verbunden und zwar so lange, wie dieser Überforderungszustand anhält. Bei vielen ist das ein ganzes Arbeitsleben lang.

Weitere Frage: Warum sterben Obdachlose so früh?

Obdachlose Menschen haben im Schnitt eine 30 Jahre geringere Lebenserwartung als „Normalbürger". Das Lebensalter von obdachlosen Personen liegt derzeit bei 46,5 Jahren.[2] Woran liegt das? Sie haben keinen festen Wohnsitz. Oft bemühen sie sich noch nicht einmal um ein Dach über dem Kopf. Sie schlafen auf Parkbänken, Bahnhöfen und unter Brücken. Und das mit ungenügender

---

[2] Hinz und Kunz, Hamburger Straßenmagazin, Nr 252. Febr 2014, Seite 11 und www.bz-berlin.de.

Kleidung. Sie frieren und hungern und sind medizinisch kaum versorgt, obwohl sie einen Rechtsanspruch auf eine Wohnung und eine medizinische Versorgung haben. Sie nehmen diese einfach nicht in Anspruch.

Jeder kann sich denken, was da täglich an Lebensenergie für das nackte Überleben investiert werden muss. Ich erinnere mich noch gut an die Zeit nach dem Zweiten Weltkrieg, als man keinen Hausbrand erwerben konnte, weil einfach nichts da war, als wir Holz und Kohle wie die Raben geklaut haben, weil uns so kalt war. Wir waren blau- und steifgefroren und haben vor Kälte gezittert. Niemand durfte ohne ein in Zeitungspapier gewickeltes Brikett zur Schule kommen!

Wenn ich mich an diese für mich schreckliche Zeit erinnere, wird mir heute klar, was für einen horrenden Energieeinsatz wir damals geleistet haben – ein Stichwort dazu: Trümmerfrauen. Wie muss es da den heutigen Obdachlosen ergehen, die hungern und frieren wie wir damals, nur dass sich das für sie nicht mehr ändern wird. Ihr Selbstwertgefühl ist so gering, dass sie gar nicht erst den Versuch machen, sich zu befreien. Aber einen Vorwurf darf man daraus natürlich nicht ableiten.

Obdachlose sterben 30 Jahre früher als wir, die wir täglich im Warmen sitzen und unseren Energiehaushalt schonen. Unsere Gesellschaft muckt nicht auf: „Das Gesundheitssystem mit seinen Krankenhäusern, Kliniken, Altenheimen und Hospizen ist auf diese Randgruppe nicht eingestellt", sagte die Hamburger Diakonie-Ärztin Frauke Ishorst-Witte.[3] Zynisch könnte man sagen, dass sie uns

---

[3] www.shortnews.de/…/obdachlose-haben-eine-30-jahre…Obdachlose Menschen haben im Schnitt eine 30 Jahre geringere Lebenserwartung als „Normalbürger". … Das gab der Hamburger Rechtsmediziner Klaus Püschel jetzt bekannt. … Kliniken, Altenheimen und Hospizen ist auf diese Randgruppe nicht eingestellt", sagte Diakonie-Ärztin Frauke Ishorst-Witte. Jun 2, 2011.

den Durchschnitt der Lebenserwartung vermasseln. Aber daran sind nicht sie, sondern wir selbst schuld.

Es ist viel zu oft der Stolz, der uns zu falschem Verhalten und zu falscher Selbsteinschätzung veranlasst. Da gibt es die schöne Geschichte von der Fußballweltmeisterschaft in Korea und Japan 2002. „In den 60 Spielen der WM 2002 wurden bis zum Halbfinale 158 Verletzungen gezählt. Allein 26 % davon humpelten ohne Fremdeinwirkung vom Platz. Grund war die hohe Belastung der Spieler in ihren Heimatvereinen."[4] Niemand hat zugeben wollen, dass die Sportler fix und fertig waren. Man war stolz, dabei sein zu können, und hat billigend Verletzungen durch Überanstrengung in Kauf genommen. Das heißt es wurde dadurch ohne Not ein gigantischer Energieaufwand notwendig, um die Verletzungen anschließend auszukurieren.

Ist das nur im Sport so? Flottillenadmiral a. D. Hubertus von Puttkammer, Protokollchef beim Bundespräsidenten Roman Herzog, referierte über die Eitelkeiten der Menschen. „Was geht in einem Menschen bei einer Ordensverleihung vor? – Die Orden stehen für das Streben nach Anerkennung. Bei Zeremonien werden Personen erhoben und zur Würdigung ihrer selbst benutzt. Meine Erfahrung ist, dass die Eitelkeit des Menschen bodenlos ist."[5] Offenbar ist das eine nur schwer in den Griff zu bekommende Schwäche.

Es gilt in allen menschlichen Bereichen und ist Quelle ironischer Selbsterkenntnis wie auch großer Betroffenheit über die uns sprachlos machende Eitelkeit. Von Puttkam-

---

[4] Kommissionsleiter Jiri Dvorak, Tschechien, Medizinische Kommission der Fifa, Juni 2002.
[5] Flottillenadmiral a. D. Hubertus von Puttkammer (21.1.2013) Vortrag „Große Blaue Stunde" im Aufklärungsbataillon 6, Holstein.

mer ließ durchblicken, dass es geradezu eine Ehrsucht gebe. Der zielstrebige Einsatz um Anerkennung und Ehre verblüfft immer wieder. Der dabei zu leistende Energieeinsatz ist hoch aber nachvollziehbar, weil die besondere geistige Anstrengung darin liegt, einerseits Anerkennung zu erreichen, aber niemanden merken zu lassen, dass man sie selbst möchte. Deshalb erstaunt nicht, dass Langweiler mit „preußischen Tugenden" ohne diesen Ehrgeiz länger leben.

Das bestätigt eine andere Studie. Sie besagt, dass unsere traditionelle Annahme, mittels Sport und guter Ernährung gesund alt werden zu können, überbewertet wird. Wichtiger als Ernährung und Sport ist die Persönlichkeit. Die US-Forscher Howard Friedman und Leslie Martin sind dieser Frage nachgegangen und legen die Ergebnisse jetzt in einem Buch vor: *Die Long-Life-Formel* (Beltz-Verlag).

Die Wissenschaftler der University of California haben ihre Studie auf mehrere Forschergenerationen angelegt. Sie haben ein Projekt weitergeführt, das seit 1921 die Lebensumstände von etwa 1500 US-Amerikanern beobachtet.

Dabei stellte sich heraus, dass ein längeres Leben weniger durch gute Ernährung und Sport oder Optimismus und Lebensfreude zustande kommt, als durch Gewissenhaftigkeit. „Wer sparsam, beharrlich, in Details verliebt und verantwortungsvoll ist, lebt am längsten", resümieren die Studienleiter Friedman und Martin.[6]

Andererseits haben unsichere Kandidaten noch ganz andere Probleme. So treiben es unentschlossene Zauderer auf die Spitze, denn sie verbrauchen nicht nur die normale Energie für eine Entscheidung, sondern sie vervielfältigen diesen Vorgang, ohne dabei zu einer Entscheidung zu kommen. Es ist also eine völlig nutzlose und überflüssige

---

[6] Zittau J (30.1.2012) Die Welt – Wissenschaft, S. 3.

und letztlich gar noch deprimierende Anstrengung. In der Grundausbildung bei der Bundeswehr lernte ich bereits, dass ein falscher Entschluss, besser als keiner ist. Zaudern ist also nichts für ein langes Leben.

Und ich erinnere mich an einen Biologieprofessor, der in einem unserer Seminare dazu ungefähr Folgendes sagte: „Als ich im Westerwald im Morgengrauen auf der Suche nach einem seltenen Nachtfalter war, hatte ich ihn im Gegenlicht unerwartet vor den Augen. Ich überlegte hin und her, aus welcher Perspektive ich ihn fotografieren könnte – und dann war er plötzlich weggeflogen! Hätte ich doch einfach nur draufgehalten! Dann wäre das der Beweis für seine Existenz gewesen! Meine Entschlusslosigkeit hat mir das vermasselt." Der hat sich vielleicht geärgert und zudem viel Energie aufwenden müssen, um sich zu beruhigen.

Wir treffen täglich bis zu 20.000 Entscheidungen.[7] Das fängt morgens im Bett an. Steh ich jetzt auf oder gleich? Duschen ja oder nein? Was ziehe ich an? Nehme ich Zucker in den Kaffee oder nicht? Welchen Parkplatz nehme ich? Rufe ich jetzt an oder später? Welches Menü nehme ich? Zu welchem Arzt gehe ich? Was nehme ich auf die Reise mit? ARD oder ZDF? Auch die kleinste Entscheidung kostet Energie. Wer sich nicht entscheiden kann, verpulvert sie.

Ich könnte die Aufzählung kraftraubenden Verhaltens immer weiter fortsetzen. Vom unnützen und kräftezehrenden Warten bis zur Angst, nicht einschlafen zu können. Das erlösende Stichwort ist die Gelassenheit, und die kann ich lernen. Die meisten uns aufregenden und kraftraubenden Dinge und Ereignisse sind bei Lichte gesehen gar

---

[7] Zittlau J (2012) Langweiler leben länger. Gütersloher Verlagshaus, S. 129.

nicht so problematisch. Ich rufe mir immer wieder zu: Adlerperspektive! Wie sieht das alles von oben aus.

„Ja wenn wir nicht ständig hinter dem Glück herjagen würden, hätten wir das schönste Leben", sagt der Cellerar des Klosters Münster Schwarzach, Pater Anselm Grün. Wir können planen, kalkulieren und prognostizieren – es bleibt da immer eine gewisse Unsicherheit, mit der wir leben müssen. Das Streben nach Glück ist wie das Fangen des eigenen Schattens. Das Glück ist nicht dahinten, es ist hier. Bleiben wir gelassener mit unserer allgegenwärtigen Unvollkommenheit.

Es gibt immer ein „Restrisiko" und unser Leben ist eine Rechnung mit vielen Unbekannten. Das muss niemanden verunsichern, wenn wir wie der Papst des Zeitplans, Prof. Lothar Seiwert, vorgehen:

Entwickeln Sie einen „Plan B".

- Planen Sie vorher genau, was Sie tun werden, wenn das Unerwartete eintritt. Spielen Sie dabei verschiedene Szenarien durch und überlegen Sie sich Ihre Handlungsoptionen.
- Betrachten Sie eine unerwartete Situation aus der Perspektive von Leuten, die anders ticken als Sie. Wie würden diese die Lage beurteilen und was würden sie daraus machen?
- Lassen Sie los. Finden Sie sich damit ab, dass Sie nicht immer alles durchschauen und kontrollieren können und dass es keine perfekte Lösung für jedes Problem gibt. Entscheiden und handeln Sie auf der Basis dessen, was Sie wissen.[8]

---

[8] Seiwert L (06/2013) Seiwert-Tipp. E-Newsletter 25.

Gelassenheit ist ein wahrer Energiesparer. Sie bringt ein acht Jahre längeres Leben. Das unbedingte Festhalten, Durchsetzen, das Streben nach Anerkennung, Rechthaben wollen, das alles sind unkontrollierbare Energieräuber.

16

Was hat Bildung mit einem langen Leben zu tun?

Abiturienten leben im Durchschnitt vier Jahre länger als Nichtabiturienten. Je geringer die Bildung, desto kürzer das Leben. Hier liegen für die Gesellschaft große Möglichkeiten, durch soziale Verbesserungen und Stärkung der Familien die Voraussetzung dafür zu schaffen, dass man frühzeitig die Weichen für ein selbstbewusstes Leben stellen kann. Die Prägung durch das Elternhaus hat dabei die größte Bedeutung.

These: Nicht die Bildung, sondern die Haltung ist die Voraussetzung für ein langes Leben

Ein schwedisches Forscherduo, die Professoren Anton Lager und Jenny Torssander, hat dazu Daten einer Langzeitstudie ausgewertet und festgestellt, dass ein zusätzliches

Schuljahr statistisch betrachtet tatsächlich das Sterberisiko verringert, allerdings erst ab dem 40. Lebensjahr. Lohnt es sich also, länger die Schulbank zu drücken, wie es immer wieder gefordert wird? Ja, aber das Ergebnis war nicht so berauschend, dass man jetzt noch mehr Schuljahre einführen müsste.

Anlass der Studie war eine Schulreform in Schweden in den Jahren zwischen 1949 und 1962.[1] Damals wurde die Schulzeit sukzessive von acht auf neun Jahre verlängert. Eine gute Gelegenheit, um in der Studie rund 1,2 Mio. Schüler der betroffenen 900 Gemeinden zu erfassen, die zwischen 1943 und 1955 geboren worden waren. Etwa 490.000 von ihnen gingen neun Jahre zur Schule, 750.000 acht Jahre. Für die beiden Sozialwissenschaftler bedeutet das ideale Voraussetzungen: eine umfassende Stichprobe mit Schülern, die alle ähnliche Lehrinhalte genossen, und eine Kontrollgruppe, anhand der sie die Unterschiede zwischen acht und neun Jahren Schulbildung erheben konnten.

Das Ergebnis: Für die Gesamtheit der 1,2 Mio. Schüler konnten Lager und Torssander keine Unterschiede in der Sterberate erkennen. Sie stießen lediglich auf die allgemein nachgewiesene etwas höhere Sterblichkeit bei Männern. Einen leichten Vorteil stellte das Forscherduo jedoch für die Altersgruppe über 40 Jahre fest, mit einem verringerten Sterberisiko von vier Prozent. Diejenigen, die neun Jahre zur Schule gegangen waren, starben vor allem seltener an Krebs, Lungenkrebs und Unfällen.[2]

Frauen dieser Altersgruppe hatten außerdem ein geringeres Risiko für durchblutungsbedingte Herzkrankheiten,

---

[1] Lager A, Torssander J (2012) Causal effect of education on mortality in a quasi-experiment on 1.2 million Swedes. PNAS 109:8461–8466.
[2] Lager A, Torssander J (2012) Causal effect of education on mortality in a quasi-experiment on 1.2 million Swedes. PNAS 109:8461–8466.

Männer starben zusätzlich seltener durch äußere Einflüsse. Die längere Schulzeit zahlt sich also erst langfristig aus, folgern die Wissenschaftler. Lediglich für Frauen, die ein Jahr länger die Schulbank drückten, konnte auch ein Vorteil vor dem 40. Lebensjahr abgeleitet werden: Die „neunte Klasse" senkte ihr Herzinfarktrisiko minimal.[3]

Das zusätzliche Schuljahr bringt also keine signifikante Steigerung der Lebenserwartung. Dennoch unterstützten die Ergebnisse bisherige Erkenntnisse ähnlicher Studien, schreiben die beiden Schweden. So konnte für Männer bereits nachgewiesen werden, dass sozioökonomische Faktoren – insbesondere der Einfluss des Elternhauses –, die eng mit der Bildung zusammenhängen, und der Konsum von Tabak und Alkohol und damit auch das Auftreten von Lungenkrebs und Leberzirrhose einander bedingen.

Als beste Voraussetzung, ein langes Leben zu führen, bezeichnen die schwedischen Wissenschaftler den gesunden Lebensstil. Gute soziale Kontakte und dazu die Bildung spielen eine gleichberechtigte Rolle. Ein direkter Zusammenhang zwischen dem Bildungsniveau und dem Sterberisiko ist also doch nur schwer nachzuweisen.

Anders äußern sich österreichische Forscher. Sie glauben, dass bessere Bildung eine Voraussetzung für ein längeres Leben sei. Das bestätigen sie mit jüngsten Berechnungen der „Statistik Austria". Bei Männern wirken sich demnach soziale Unterschiede noch stärker aus als bei Frauen. Für Männer mit Universitätsabschluss lag die Wahrscheinlichkeit, den 80. Geburtstag zu erreichen, an der Wende zum 21. Jahrhundert (2001/2002) bei 62,9 %.[4]

---

[3] Lager A, Torssander J (2012) Causal effect of education on mortality in a quasi-experiment on 1.2 million Swedes. PNAS 109:8461–8466.

[4] Statistische Nachrichten (Republik Österreich) 4/2007, S. 296–311.

Hingegen erreichten nur 41,8 % der männlichen Pflichtschulabgänger dieses Alter. Sie starben also sechs Jahre früher. Frauen werden generell älter als Männer, aber auch bei ihnen hängt die Langlebigkeit von der Schulbildung ab: Während 74,7 % der Hochschulabgängerinnen 80 Jahre alt werden, erleben immerhin 65,2 % mit Pflichtschulabschluss diesen Geburtstag. Die übrigen Bildungsgruppen liegen zwischen diesen Extremwerten.[5]

Allerdings gibt die „Statistik Austria" zu bedenken, dass bei der Bewertung der Ergebnisse noch andere Umstände in Betracht gezogen werden sollten: Dass nämlich die unterschiedliche Lebenserwartung wahrscheinlich weniger auf die Bildung als auf die damit verbundenen Lebensumstände (zum Beispiel Beruf, Einkommen) und Lebensstile (Ernährungs- oder Rauchverhalten) zurückzuführen ist.

Damit sind wir genauso schlau wie vorher. Der Lebensstil ist das Geheimnis. Ob dieser durch Schulbildung oder vielleicht doch mehr durch das Vorbild der Eltern geprägt wird, bleibt vage. Es wird zwar immer wieder behauptet und mit Statistiken belegt, dass eine schlechtere Bildung die Lebenserwartung verkürzt. Dabei wird aber nur darauf verwiesen, wer Abitur hat und wer nicht. Ob einer die Volks- oder Gesamtschule gut oder schlecht abgeschlossen hat, wird tunlichst verschwiegen.

Nicht die Bildung, sondern die Armut macht krank. Ein guter Hauptschüler gehört in aller Regel nicht zu denen, die in Armut leben, ebenso wenig, wie ein schlechter Akademiker zu den Reichen gehören wird. Niedrige sozioökonomische Umstände werden hauptsächlich in den Familien geprägt. Deshalb soll hier die Schulbildung als ein, nicht aber als der Faktor für längeres und glücklicheres Leben genannt werden.

---

[5] Statistische Nachrichten (Republik Österreich) 4/2007, S. 296–311.

Einer der führenden deutschen Hirnwissenschaftler, Prof. Gerald Hüther, hat da neue und ganz spezielle Erkenntnisse. Er verweist mit Blick auf die von Prof. Seung aufgestellte These, dass der Mensch (durch sein Konnektom) die Entscheidung selbst in der Hand hat, auf die Erziehung zu einer bestimmten Haltung, die Dinge des Lebens zu beeinflussen. Unsere derzeitigen Erziehungsanstrengungen sind vom guten Willen geleitet und geben den Kindern das Recht, den Eltern zu widersprechen, ja diese sogar anzuzeigen, wenn sie meinen, von Ihnen schlecht behandelt zu werden.

Erziehungsprobleme werden mit Laisser-faire beschwichtigt, besonders bewegungsaktive Kinder mit dem Nervengift Ritalin zur Ruhe gebracht (ADHS lässt grüßen). Man toleriert, verhätschelt und lässt gewähren: „Sie sind ja noch so klein!" Die Kuschelpädagogik hat ihren Siegeszug angetreten. Man glaubt, durch alleinige, möglichst mehrsprachige Wissensvermittlung schon für Dreijährige die späteren Chancen auf „dem Markt" zu verbessern und vergisst, dass es die Bindungsfähigkeit und die innere Haltung sind, die einen Menschen lebenstüchtig und glücklich machen.[6]

Es werden immer weniger Grenzen gesetzt und wenn, dann werden sie nicht konsequent eingehalten. Es wird geduldet, dass man beleidigt sein darf. Disziplin ist bei der Erziehung inzwischen ein Schimpfwort. Die Lust hat Vorrang. Die innere Haltung zu den Dingen weicht der Unschärfe. Es gibt keine klaren Linien. Dazu kommt die fatale Situation, dass in immer mehr Haushalten mit Kindern keine Männer mehr vorkommen. Da auch Kitas und

---

[6] Prof. Dr. Gerald Hüther (2011) Eröffnungsvortrag des Hauptstadtkongresses Medizin und Gesundheit, Berlin: „Kein Gesundheitswesen der Welt kann darauf verzichten, dass die Menschen selbst Verantwortung für ihre Gesundheit übernehmen – Anmerkung eines Hirnforschers"

Grundschulen hauptsächlich von Frauen dominiert werden, lernt das Kind nur eine einseitig feminine Sicht des Lebens kennen und wird später in der Realität des Lebens Probleme der Orientierung haben.

Es wird versäumt, die Kinder für das Leben tüchtig zu machen. Schulbildung ist das eine, aber Lebenstüchtigkeit das Wichtigere. Jede Hündin beißt ihre Jungen ab, wenn sie zu unruhig sind, jede Ricke zwingt ihre Kitze unerbittlich, stundenlang auf einem winzigen Flecken im Gras auszuharren, bis es selbst nach eigener Versorgung zurückkehrt. Aber wir Menschen lassen unsere Kinder einfach gewähren, weil wir Angst haben, bei einem Klaps auf den Po angezeigt zu werden. Um nicht anzuecken, folgen wir lieber dem Mainstream und wagen es nicht, dem gesunden Menschenverstand zu folgen. Die Widerstandskraft erlahmt schon beim Kleinkind.

Die Folge: Nicht dem Verstand wird gehorcht, sondern den vorgegebenen Regeln. Man geht nicht über die Straße, wenn sie frei ist, sondern erst, wenn man auf die Ampel gedrückt hat, diese auf Grün springt und dann unnützerweise auch noch Autos zum Anhalten gezwungen werden.

Erinnern wir uns: Ein Mangel an Zivilcourage hat kollektiv (selbst bei den Kirchen!) dazu geführt, es nicht zu wagen, Hitler zu widersprechen. Die Angst war größer als die Vernunft. Zivilcourage ist bei uns Mangelware. Sie ist so selten, dass man sie, wenn sie denn vorkommt, mit Verdienstmedaillen belohnt und lobende Zeitungsberichte schreibt.

Prof. Hüther hat in einem bemerkenswerten Vortrag zur Erziehung bei einem der größten deutschen Kongresse für Mediziner auf diesen Mangel hingewiesen und dazu Vorschläge gemacht. Er führte aus, dass man Kinder, Jugendliche und Erwachsene mit Wissen aller Art vollstopfen und es trotzdem zu keiner Gesundheitsrelevanz kommen könne, weil allein die Haltung zu einer Sache

16 Was hat Bildung mit einem langen Leben zu tun?

ein Verhalten erzeugt. Die Haltung aber lerne man nicht durch Wissen, sondern durch Erfahrung und Vorbild.[7]

Wenn ein Kind merkt, dass sich keiner in der Familie oder Kita wirklich um die Erhaltung der Gesundheit bemüht, es kein Thema ist, wenn stundenlang ferngesehen wird, wenn Nudeln, Pizza und Limo zur täglichen Nahrung gehören, dann sind nicht die Gene am Übergewicht schuld. Dann hilft auch kein noch so großes Wissen. Die Wirkungslosigkeit der strengen und drastischen Aufschriften auf Zigaretten- und Tabakschachteln beweist es.[8]

Das Gehirn weiß um die Schädlichkeit, aber die Emotion will rauchen. Wenn keine neuronalen Verknüpfungen des Wissens mit dem emotionalen Netzwerk der Erfahrungen verbunden werden, ist der Appell an das Wissen wirkungslos.[9] Die Menschen wollen wissen, warum, weshalb, wozu. Sie wollen ernst genommen werden.

Hüther ist überzeugt, dass die Haltung zu einer Sache der Schlüssel für den Erfolg (Verhaltensänderungen) ist. Haltungen können besonders im Kindesalter mit dem Faktor der Begeisterung entstehen. Sein Credo lautet: einladen, ermutigen, inspirieren. Nicht die Gene bestimmen den Menschen, sondern die Vernetzungen im Gehirn

---

[7] Prof. Dr. Gerald Hüther (2011) Eröffnungsvortrag des Hauptstadtkongresses Medizin und Gesundheit, Berlin: „Kein Gesundheitswesen der Welt kann darauf verzichten, dass die Menschen selbst Verantwortung für ihre Gesundheit übernehmen – Anmerkung eines Hirnforschers"

[8] Noblego, https://www.noblego.de › lexikon › nikotin, Warum Nikotin Raucher glücklich macht | noblego.de „Psychisch machen sich die stimulierenden Effekte durch eine erhöhte Leistungsfähigkeit sowie eine verbesserte Aufmerksamkeits-und Gedächtnisleistung bemerkbar." 25.5.2024

[9] Prof. Dr. Gerald Hüther (2011) Eröffnungsvortrag des Hauptstadtkongresses Medizin und Gesundheit, Berlin: „Kein Gesundheitswesen der Welt kann darauf verzichten, dass die Menschen selbst Verantwortung für ihre Gesundheit übernehmen – Anmerkung eines Hirnforschers"

zwischen Wissen im Frontallappen und Erfahren in der linken Hirnhälfte.[10]

Der Arzt und Kabarettist Eckhard von Hirschhausen sagt dazu: „Wir haben in Deutschland ein Begeisterungsproblem. Wir haben keinen Frontallappen, sondern einen Jammerlappen." Erich Wiedemanns Buch aus den 1990er-Jahren *Die deutschen Ängste – ein Volk in Moll*[11] unterstreicht, dass wir dazu neigen, die Dinge zu komplizieren und das Positive geflissentlich zugunsten der Ängste zu übersehen. Kurz, wir sehen viel zu viele Sachen schwarz, haben überall Bedenken, prüfen hin, prüfen her und entwickeln uns schließlich zu risikobedachten Bedenkenträgern.

Aber auch die Gewerkschaften tragen einen großen Anteil dazu bei, dass sich chronische Unzufriedenheit ausbreitet. Wenn mir in Brandenburg gesagt wird, dass ich eigentlich mehr verdienen müsse, weil in Bayern andere Löhne gezahlt würden, steigt der Missmut. Die sich immer mehr einnistende Ansicht, dass andere für mich verantwortlich sind, lässt die Eigeninitiative schwach werden. So denkt man im Geheimen, dass die Medizin, der Arzt, der Apotheker, die Versicherung oder die Gewerkschaft es schon richten werden. So entwickelt sich das Gespinst der Erwartung, dass ich als Zahler eines Krankenkassenbeitrags gewissermaßen ein Recht auf Behandlung und Gesundheit habe. „Wofür gibt es denn so ein fabelhaftes Gesundheitssystem?" Diese Denke muss

---

[10] Prof. Dr. Gerald Hüther (2011) Eröffnungsvortrag des Hauptstadtkongresses Medizin und Gesundheit, Berlin: „Kein Gesundheitswesen der Welt kann darauf verzichten, dass die Menschen selbst Verantwortung für ihre Gesundheit übernehmen – Anmerkung eines Hirnforschers"

[11] Wiedemann E (1990) Die deutschen Ängste – ein Volk in Moll. Ullstein, Frankfurt, Berlin.

schnellstens überwunden werden. Das ist keine Utopie, das ist möglich.

In der Schweiz hat man 1976 angefangen umzudenken und den Ärzten in einigen Bezirken mit einem gedeckelten Budget zunächst die Freiheit gegeben so zu wirtschaften, dass der Überschuss am Ende unter ihnen geteilt wird.[12] Die Ärzte strengten sich natürlich an, ihre Patienten davon zu überzeugen, selbst etwas für ihre Gesundheit zu tun. Die Überzeugungsarbeit ist der Schlüssel. Das gelingt allerdings nur, **wenn man sich vertraut.** Deshalb sollten unsere gesamtgesellschaftlichen Anstrengungen dahin gehen, dass eine neue Form der Pädagogik bereits früh auf Folgendes zielt:

- Jeden Menschen in all seiner individuellen Andersartigkeit ernst zu nehmen.
- Jedem zu vermitteln, dass es notwendig ist, gesund bleiben zu wollen.
- Jedem Helfer zu vermitteln (Eltern, Lehrer, Vorgesetzte, Ärzte, Apotheker) eine Person des Vertrauens zu werden.
- Darauf zu achten, dass der Mensch versteht, worum es geht.
- Dem Menschen zu vermitteln, dass er für seine Gesundheit verantwortlich ist.
- Dass das Bemühen darum Sinn macht.

Dann entwickelt man frühzeitig eine Haltung zu den Dingen und bekommt eine qualifizierte, gesundheitsbewusste Einstellung, die dazu führen müsste, dass die Gesundheitskosten (Kosten zur Zurückgewinnung der Gesundheit)

---

[12] Wiedemann S (2012) Einsparungen von Gesundheitskosten durch „Managed Care" in der Schweiz. GRIN Norderstedt.

drastisch fallen. Die Entwicklung und Installation einer so gearteten Pädagogik wäre ein so großer volkswirtschaftlicher Gewinn, dass alle politischen und gesellschaftlichen Kräfte sofort aktiv werden müssten, um dieses Ziel zu erreichen.[13]

---

[13] Gesundheit fördern, Gesundheitsbewusstsein entwickeln (F) Landesstelle für den Schulsport NRW Düsseldorf 25.5.2024

17

Gesund sterben – der Beweis

These: Wenn wir natürlich wie die Tiere in Wald und Flur leben, bleiben wir gesund. Tatsächlich gibt es dafür ein Beispiel: Das Volk der Hadzas im Norden Tansanias. Darauf möchte ich hier besonders eingehen. Die Hadza, auch Hadzabe genannt, sind eine indigene Volksgruppe, die am Rande der Serengeti lebt, hauptsächlich in der Region um den Eyasi-See in der Nähe des Ngorongoro-Kraters. Sie gehören zu den letzten verbliebenen Jäger- und Sammlergesellschaften der Welt und leben seit Jahrtausenden auf traditionelle Weise. Die Hadza haben eine Bevölkerung von 1000–1300 Personen, von denen 300–400 weiterhin primär als Jäger und Sammler leben. Das Besondere: Sie haben eine außergewöhnliche funktionale Langlebigkeit.[1]

---

[1] Wikipedia „Hadza".

Die Hadza haben zwar nur eine durchschnittliche Lebenserwartung von etwa 50–60 Jahren. Die hohe Kindersterblichkeit lässt diesen Schnitt auf 39 Jahre sinken. Wer aber das Erwachsenenalter erreicht, hat die Lebenserwartung von 60 Jahren.[2] Hadzas bleiben bis zum Schluss körperlich aktiv und leiden im Vergleich zur übrigen Bevölkerung kaum an chronischen Krankheiten wie Rückenbeschwerden, Herzleiden, Diabetes oder Fettleibigkeit etc. Sie bleiben gewissermaßen lebenslang gesund.[3]

Die Hadza sprechen eine eigene Sprache, das Hadza. Sie zählt zu den sogenannten „isolierten Sprachen". Sie zeichnet sich durch eine Vielzahl von Klick-Lauten aus und deutet auf eine sehr alte Abstammungslinie hin, die möglicherweise seit Tausenden von Jahren unverändert geblieben ist.

Die Lebensweise der Hadza ist eng mit ihrer natürlichen Umgebung verbunden. Sie ernähren sich hauptsächlich von Wildtieren, Pflanzen, Wurzeln und Früchten, die sie in ihrem Gebiet finden. Die Männer jagen mit Pfeil und Bogen, während die Frauen sich um das Sammeln von Nahrung kümmern. Traditionell leben sie in kleinen, mobilen Gruppen und wechseln ihre Lagerplätze häufig, um die natürlichen Ressourcen nicht zu übernutzen.

Kulturell haben die Hadza ein starkes Gemeinschaftsgefühl. Es gibt keine formale Führungsstruktur, und Entscheidungen werden meist gemeinschaftlich getroffen.

Warum sind sie so gesund?

Die Hadza ernähren sich als Jäger und Sammler von einer extrem vielfältigen und natürlichen Kost. Sie besteht

---

[2] **Gurven, M., & Kaplan, H.** (2007). *Longevity Among Hunter-Gatherers: A Cross-Cultural 2 Examination*. Population and Development Review, 33(2), 321–365.

[3] – **Woodburn, J.** (1968). *An Introduction to Hadza Ecology*. In: **Man the Hunter**, Lee, R. B., & 3 DeVore, I. (Eds.), Chicago: Aldine Publishing.

aus Wildfleisch, verschiedenen Wurzeln, Früchten, Beeren, Honig und Pflanzen. Diese Lebensmittel sind unverarbeitet, nährstoffreich und frisch. Das heißt sie haben eine hohe Aufnahme an Ballaststoffen, Vitaminen, Mineralstoffen und Antioxidantien. Diese Ballaststoffe fördern eine gesunde Darmflora, die für das Immunsystem und die allgemeine Gesundheit eine entscheidende Rolle spielen.

Die Hände waschen sich nie, weil das Wasser viel zu kostbar ist. Sie leben im Staub der Savanne. Viren und Bakterien überall. Das Immunsystem läuft auf höchstem Niveau. Studien haben gezeigt, dass die Hadza eine der vielfältigsten Darmmikrobiome der Welt besitzen, was zu einem niedrigeren Risiko für chronische Krankheiten beiträgt.[4] Es ist sechsmal aktiver als im Durchschnitt.[5] Eine gesunde und diverse Darmflora spielt die entscheidende Rolle bei der Stärkung des Immunsystems, da ein Großteil im Darm angesiedelt ist. Diese Vielfalt und Gesundheit der Darmmikrobiota hilft den Hadza, Viren und andere Krankheitserreger effektiver abzuwehren.[6]

Die Hadza sind täglich mehrere Stunden körperlich zu Fuß aktiv, um Nahrung zu sammeln oder zu jagen. Diese Art von Bewegung ist eine Mischung aus moderater bis intensiver Aktivität, die sich über den Tag verteilt. Der sitzende Lebensstil der modernen Gesellschaft dagegen führt zu den bekannten Zivilisationserkrankungen.

Allerdings werden die Hadza nicht alt. Sie bleiben nur lebenslang gesund. Sie schlafen auf Gazellenhäuten. Sie ziehen ständig umher – weil sie neue Jagdgründe suchen

---

[4] New Scientist: Hadza microbiome diversity.
[5] Wikipedia.
[6] **Schnorr, S. L., et al.** (2014). *Gut Microbiome of the Hadza Hunter-Gatherers*. Nature 6 Communications, 5:3654. – Diese Studie untersucht das Darmmikrobiom der Hadza und wie es zu ihrer außergewöhnlichen Gesundheit beiträgt.

müssen. Sie könnten im Alter kein Pflegefall werden, weil es keine Betten und keine Pflegeeinrichtungen gibt. Sie haben keinen Ofen, sie kennen als Wärmequelle nur das Lagerfeuer. Es gibt keinen Stuhl, Sessel, Sofa oder Bett und kein Klopapier. Und sie leben in ständiger Angst vor feindlichen Massai, Löwen, Krokodilen, Schlangen oder anderen wilden Tieren. Diese Angst raubt ihnen die Lebensenergie.[7] Am Ende ihres Lebens werden sie einfach zurück gelassen …

Die sozialen Strukturen der Hadza fördern eine starke Gemeinschaft und gegenseitige Unterstützung, die entscheidend für das psychische Wohlbefinden ist. Alles wird geteilt, und es gibt eine egalitäre Struktur ohne hierarchische Führungspositionen. Die Hadza haben deshalb innerhalb ihres Volkes eine geringe Anfälligkeit von Stress. Es gibt keine festen Zeitpläne oder beruflichen Druck, was zu einer ausgeglichenen Work-Life-Balance führt. Der enge Kontakt zur Natur und die tägliche Bewegung dort fördern zusätzlich das psychische Wohlbefinden und reduzieren das Risiko für Depressionen und Angstzustände.[8]

Sie kennen keine Vorratshaltung und müssen tägliche neu auf die Jagd. Die komplexe Wechselwirkung zwischen ihrer traditionellen Lebensweise, der ausgewogenen und natürlichen Ernährung, ständiger körperlicher Aktivität, stabilen sozialen Strukturen und einer sauberen Umwelt ist der Grund für ihre außergewöhnliche Gesundheit.

---

[7] **Pontzer, H., et al.** (2012). *Hunter-Gatherer Energetics and Human Obesity*. PLOS ONE, 7(7): 7 e40503. – Diese Studie vergleicht die Energieausgaben und die Körperzusammensetzung der Hadza mit denen der westlichen Bevölkerung, um zu verstehen, warum sie weniger anfällig für Fettleibigkeit und damit verbundene Krankheiten sind.

[8] **Blurton Jones, N.** (2016). *Demography and Evolutionary Ecology of Hadza Hunter-Gatherers*. 8 Cambridge University Press. - Dieses Buch bietet detaillierte demographische Analysen und untersucht die Faktoren, die zur Langlebigkeit der Hadza beitragen.

Während die moderne Welt weiterhin mit den 5 gesundheitlichen Folgen einer ungesunden Ernährung, Bewegungsmangel, Stress und Umweltverschmutzung zu kämpfen hat, bietet das Leben der Hadza wertvolle Einblicke in die grundlegenden Elemente eines gesunden Lebensstils. Er ist auf die Bedürfnisse des menschlichen Körpers abgestimmt. Die Frage ist, was wir daraus lernen können.

Die Hadza scheinen eine bemerkenswerte Resilienz gegenüber vielen der Viruserkrankungen zu haben, die bei uns weit verbreitet sind. Sie leben in engem Kontakt mit der Natur und sind ständig einer Vielzahl von Mikroorganismen ausgesetzt. Diese ständige Exposition stärkt ihr Immunsystem, indem es sich kontinuierlich an verschiedene Krankheitserreger anpasst. Es wird „trainiert". Das führt zu einer robusten Abwehr gegen Infektionen. Im Gegensatz dazu schwächt unsere sterile Lebensweise das Immunsystem.

Die Ernährung der Hadza ist reich an natürlichen, unverarbeiteten Lebensmitteln, die viele Antioxidantien, Vitamine und Mineralstoffe enthalten, die das Immunsystem stärken. Darüber hinaus trägt ihre tägliche körperliche Aktivität dazu bei, das Immunsystem zu regulieren und den Körper in einem optimalen Gesundheitszustand zu halten. Bewegung ist bekannt dafür, die Funktion der Immunzellen zu verbessern, und dadurch ihre Widerstandsfähigkeit gegen Virusinfektionen zu erhöhen.[9]

In der modernen Welt begünstigen chronische Krankheiten wie Diabetes, Fettleibigkeit und Herz-Kreislauf-Erkrankungen die Anfälligkeit für schwere Verläufe von Viruserkrankungen, wie sie zum Beispiel bei Covid-19 beobachtet wurden. Da diese chronischen Erkrankungen

---

[9] Harvard Medical School- Some Benefits of Exercise Stem from the Immune System.

bei den Hadza praktisch nicht existieren, sind sie weniger anfällig für schwerwiegende Komplikationen bei Virusinfektionen.

Die Kombination aus einem starken Immunsystem, gesunder Lebensweise, geringer Exposition gegenüber globalen Krankheiten und einer natürlichen Umgebung macht die Hadza widerstandsfähiger gegenüber vielen der Viruserkrankungen, die in der modernen Welt verbreitet sind. Diese Resilienz ist jedoch auch das Ergebnis ihrer einzigartigen Lebensweise. Sie leben nicht in einer keimfreien Umgebung, Sie leben buchstäblich im Dreck. Die Hadza sind der Beweis, dass wir tatsächlich gesund sterben können. Für mich Vorbild und Grund, darüber nachzudenken, was wir davon in unserem Leben nutzen können.

18

Wir haben mehr in der Hand als wir glauben

Die Summe der Fakten, die ein Altwerden wahrscheinlich machen – sagen wir mal ein Alter von 100 Jahren zu erreichen – ist beeindruckend. Dabei geht es weniger um die Frage des Erreichens eines hohen Lebensalters, als vielmehr, dies selbstbestimmt und in guter Verfassung zu erleben. Dazu gibt es eine Reihe von eindeutigen Hinweisen, zum Beispiel, dass eine aktive Fingerbeweglichkeit in Verbindung mit allgemeiner Bewegung „eine Demenz mit an Sicherheit grenzender Wahrscheinlichkeit verhindert und damit die Sterbewahrscheinlichkeit verschieben wird".[1] Wer dazu einen Lebensstil nach dem Motto „Eile mit Weile" pflegt, wird die längste Lebenserwartung haben.

---

[1] Hollmann W (16.04.2004) Fachseminar zur Ausbildung zum Sportmediziner. Langeoog.

© Der/die Autor(en), exklusiv lizenziert an Springer-Verlag GmbH, DE, ein Teil von Springer Nature 2025
G. von Kunhardt, *Longevity: Ein Leben lang leben,*
https://doi.org/10.1007/978-3-662-69786-3_18

These: Neugeborene haben heute große Chancen – wenn Unfälle ausgenommen werden – 100 Jahre alt zu werden

„Wir sind ein einziges Mal geboren; zweimal geboren zu werden ist nicht möglich; eine ganze Ewigkeit hindurch werden wir nicht mehr sein dürfen. Und da schiebst Du das, was Freude macht, auf, obwohl Du nicht einmal Herr bist über das Morgen? Über dem Aufschieben schwindet das Leben dahin, und so mancher von uns stirbt, ohne sich jemals Muße gegönnt zu haben", so der griechische Philosoph Epikur 310 in einer Vorlesung in Mytilene auf Lesbos über die Vergeblichkeit des Aufschiebens. Muße ist bei uns zu einem Fremdwort verkommen. In der Literatur wird es gefeiert, wir aber schämen uns eher dafür, weil wir dann die Zeit nicht ausgekauft haben.

Wir wissen heute sicher, dass Entspannung die wichtigste Quelle der Regeneration ist. Der prominente Sportarzt Hans-Wilhelm Müller-Wohlfahrt erklärt: „Richtiges Entspannen und Ausruhen ist mindestens genauso wichtig, wie die Bewegung selbst. Je größer die Anspannung ist, unter der ein Mensch steht, desto größer ist auch das Bedürfnis nach Entspannung.

Wirkliche Entspannung setzt voraus, dass wir uns erst auf den Körper konzentrieren müssen, weil psychische und physische Spannungszustände eng miteinander verbunden sind."[2] Spiel und Spaß sind beste Antistressmaßnahmen und bringen gleichzeitig höchstmögliche Leistungssteigerungen, weil der Spieltrieb die maximalen

---

[2] Müller-Wohlfahrt H-W (17.9.2004) Die Welt – Wissenschaft Sonderbeilage „Wellness Gesundheit", S. 3.

Leistungsmöglichkeiten zur vollen Entfaltung bringt, denn beim Spiel wird stets das limbische System emotional beteiligt. Und damit werden parallele Anforderungen gleichzeitig gelöst, was den ganzheitlichen Gewinn verdoppelt.[3]

„Das Gehirn wiederum ist das komplizierteste Gebilde im Universum. Es ist sich seiner selbst bewusst. Seine Schnelligkeit ist faszinierend. Es verfügt über eine unbekannte Mathematik und bedient sich unlogischer Determinanten. So entscheidet das Gehirn eine halbe Sekunde vor dem eigenen Willen. Deswegen ist unklar, ob der Mensch wirklich einen freien Willen hat. Und – es lernt am besten bei gutem Schlaf, weil es dann Zeit zum Sammeln, Ordnen und Strukturieren hat. Und – mit positivem Denken wird das Leben um fünf bis 7,5 Jahre verlängert."[4] Die Hirnleistung wird phänomenal, wenn das Gehirn genügend Sauerstoff zur Verfügung hat. Das geht besonders gut durch Bewegung. Aber geht es nicht doch auch anders?

Pferde sind Fluchttiere und brauchen Stress, um sich durch schnelle Flucht das Leben zu retten. Sie haben keine anderen wirksamen Abwehrwaffen als weg zu galoppieren. Wir Menschen haben das früher auch gemacht, können heute aber aus Mangel an Kondition nicht mehr wegrennen. Oh Stress lass nach! Weil Gott uns aber mit einer außergewöhnlichen Intelligenz gesegnet hat, haben wir intellektuelle Abwehrstrategien entwickelt. Uns hilft zum Beispiel die mentale Selbsthypnose. Wir spielen gedanklich die Bedeutung des auslösenden Ereignisses herunter.

---

[3] Weiß et al. (1991) Sportmedizinische Forschung. Springer, Berlin, Heidelberg, New York.
[4] Hollmann W (16.04.2004) Fachseminar zur Ausbildung zum Sportmediziner. Langeoog.

Analyse your situation. Wie sieht alles in drei Jahren aus? Ist das Ereignis dann noch relevant?

Lothar Seiwert sagt: „Wenn der Kopf schwirrt und der Puls rast: Schließen Sie die Augen und stellen Sie sich den größten Triumph Ihres Lebens vor. Oder sagen Sie das Alphabet rückwärts auf. Oder springen Sie mit dem Seil oder auf dem Trampolin den Stresshormonen davon."[5] Sein Hinweis auf Bewegung ist ein ernst zu nehmender Punkt.

Er ist ein Schlüssel zum seelischen und körperlichen Gleichgewicht. Sich bewegende Muskeln sind die „rückwärtigen Dienste" für die Gesamtversorgung und die Widerstandskraft des Organismus auch im Stress. Die Funktionalität der äußeren Muskeln ist kongruent zur Leistungsfähigkeit der inneren Organe. Schwache Muskeln machen uns deshalb epidemieanfällig. Die Funktionsfähigkeit hängt vom Gebrauch ab: Use it or loose it.

Nochmal: Ein Tag ohne Bewegung ist ein verlorener Tag.[6] Wer sich regelmäßig bewegt, lässt den Stress nicht an sich herankommen – Bewegung als Präventivstrategie gegen Stress. Der Energieeinsatz bei moderater Bewegung spart das 50-Fache dessen, was später im Stress zum downsizing aufgewendet werden muss.

Bei dem Wunsch, unsere Energiepotenziale sparsam zu bewirtschaften, ist zu berücksichtigen, dass wir ständig mehr oder weniger unter Strom stehen. So wird unser Energieverbrauchsvolumen ununterbrochen – selbst im Schlaf – angezapft. Ich kann nicht wie ein Auto mit halbvollem Tank abgestellt oder ein halbes Jahr abgemeldet werden. Bei uns kann nur der Verbrauch gedrosselt

---

[5] Seiwert L (4/2004) Seiwert-Tipp. E-Newsletter 16.
[6] Prof. Dr. med. Sigfried Israel (26.8.94) Kongress Gesundheitstreff, Mannheim.

werden und es ist die große Frage, wo durch zu geringe Anforderungen einerseits oder Überforderung andererseits Schäden für die Gesundheit eintreten und wo ökonomisch gesehen die Mitte liegt.

Was würde es dem Menschen helfen, wenn er zwar sein ganzes Leben im Spargang führte, aber das Immunsystem dadurch zu wenige Substrate für die Aufrechterhaltung der Homöostase (der Selbstheilungsfähigkeit) bekäme und die Gesundheit auf der Strecke bliebe, von der Lebensfreude ganz zu schweigen. Der entscheidende Punkt ist, und das zieht sich durch alle Erkenntnisse über ein gesundes Altwerden, das Finden eines Rhythmus, einer Stetigkeit für das optimale Gleichmaß des Lebens.

Es sind letztlich die Sekundärtugenden, die primär zu einem langen und erfüllten Leben führen. Disziplin, Beharrlichkeit, Sparsamkeit, Gewissenhaftigkeit, Zuverlässigkeit, Besonnenheit, Verantwortungsbewusstsein, Gelassenheit und das rhythmische Leben lassen uns steinalt werden. Howard Friedmann und Leslie Martin von der University of California haben 2011 20 Studien mit einer Gesamtzahl von über 9000 Probanden ausgewertet, die sich über viele Jahre dem Thema der Lebenslänge gewidmet haben, und genau das unwiderlegbar bestätigt.[7]

Es wurde deutlich, dass undisziplinierte Menschen tatsächlich häufiger unter schweren und chronischen Erkrankungen leiden und viel öfter zu klinischen Depressionen und Angst neigen, häufiger rauchen und mehr trinken. Sie leiden außerdem häufiger unter Ischiasschmerzen, Gelenkschmerzen, Tuberkulose, Diabetes und Schlaganfällen und verkürzen damit ihr Leben. Je disziplinierter sich ein Krebspatient an die therapeutischen Vorgaben hält

---

[7] Friedmann H, Martin L (2011) The Longevity Project – Surprising discoveries for health and long life from the landmark eight-decade-study.

und sein Leben der Krankheit anpasst, umso größer die Chance länger zu leben.[8]

Beharrlichkeit, auch Hartnäckigkeit, lässt Menschen nicht nur alt werden, sondern auch Spaß am Leben haben. Das bestätigt die amerikanische Psychologin Ellen Winner mit Erfahrungen, die sie auf einer China-Reise gemacht hat. Sie beobachtete wie Schulkinder systematisch auf künstlerische Tätigkeiten gedrillt wurden, ohne zu berücksichtigen, ob sie dazu überhaupt begabt waren.

Auf die Frage von ihr, ob denn die Kinder nicht allmählich die Lust verlieren würden, bekam sie zur Antwort: „Das geschieht praktisch niemals." Daraufhin sah sie sich die Sache genauer an und stellte zu ihrer Überraschung fest, dass die Kinder mit steigendem Alter durch ihre zunehmende Perfektion allmählich zu Meistern auf diesem Gebiet wurden und großen Spaß am Spielen oder Kalligrafieren hatten.[9]

Dass Spaß am Tun und Lassen das Leben verlängert wird niemand bestreiten wollen. Arbeits- und Lebensfreude korrelieren nachweislich mit der Lebenslänge. Die einschlägigen Untersuchungen sind überzeugend. In England befragte Studienleiter Andrew Steptoe im Jahr 2004 knapp 4000 Personen danach, inwieweit sie Spaß oder Unlust am Leben hätten. Fünf Jahre später überprüfte er die Sterblichkeit der Befragten und ermittelte, dass die glücklichen Menschen in diesem Zeitraum eine 35 % niedrigere Sterbewahrscheinlichkeit hatten.[10]

Es kommt aber noch ein wichtiges zusätzliches Merkmal ins Spiel. Das ist der Grad individueller Resilienz, also

---

[8] Friedmann H, Martin L (2011) The Longevity Project – Surprising discoveries for health and long life from the landmark eight-decade-study.
[9] Zittlau J (2012) Langweiler leben länger. Gütersloher Verlagshaus, S. 95.
[10] Zittlau J (2012) Langweiler leben länger. Gütersloher Verlagshaus, S. 296.

der Fähigkeit, sich in Krisensituationen selbstdiszipliniert und angstfrei zu organisieren.[11]

Das in allen Medien als Sensation gemeldetes Beispiel der am Heiligabend 1971 über dem peruanischen Dschungel abgestürzten Juliane Koepcke zeigt, wie das funktioniert. Als einzige überlebt sie den Flugzeugabsturz und weiß sofort, dass ihr niemand helfen kann. Also macht sie sich mit einem Schlüsselbeinbruch, einer offenen Fleischwunde und nur einem Schuh am Fuß auf den Weg. Als Richtung wählt sie einen Bachlauf, weil sie sich sagt: Alle Flüsse fließen ins Meer. Der Bach mündet in einen Fluss. Diszipliniert isst sie nichts, weil es giftig sein könnte. Sie setzt bei jedem Schritt den beschuhten Fuß zuerst ins Gestrüpp, um so besser vor Dornen und Ungeziefer geschützt zu sein.

Dem Fluss folgt sie elf Tage lang, bis sie auf ein Haus mit einem Kanister Diesel stößt. Den Diesel benutzt sie, um ihre von Maden wimmelnde Wunde zu reinigen. Dann schläft sie erschöpft ein und wird tatsächlich von Waldarbeitern gefunden. Sie wurde gerettet, weil sie nicht jammerte, sondern ihre Situation nüchtern analysierte und dann Schritt für Schritt handelte.[12]

Sie wusste, dass sie keine andere Chance hatte. Das nennt man Resilienz. In der Umgangssprache nennen wir solche Menschen Stehaufmännchen, die nicht klagen, sich nicht als die vom Schicksal Verfolgten sehen und auch keine Selbstvorwürfe machen, sondern sachgerecht handeln. Hier wird keine unnötige Energie in das Klagen investiert, sondern alle Kräfte zum Überleben eingesetzt.

---

[11] Wieland A, Wallenburg CM (2013) The influence of relational competencies on supply chain resilience: a relational view. Int J Phys Distrib Logist Manag 43:300–320.

[12] Koepcke J (2011) Als ich vom Himmel fiel: Wie mir der Dschungel mein Leben zurückgab. Piper, München.

Das gilt für das Verhalten in Krisen, bei Krankheiten, Enttäuschungen oder anderen Misserfolgen.

Resiliente Menschen haben die Fähigkeit zur Selbstentschuldung, indem sie sich nicht selbst Vorwürfe machen, sondern erklären, dass bei ungünstigen Entwicklungen auch andere Personen oder Umstände dazu beigetragen haben. Das bündelt ihre Kraft auf die anstehenden Entscheidungen und Maßnahmen.

Nichtresiliente Menschen hadern mit ihrem Schicksal, neigen zur Selbstbespiegelung, sind oft misstrauisch oder depressiv und verbrauchen damit ihre begrenzte Energie, ohne etwas dabei zu gewinnen. Larmoyante Selbstanklagen wie „Hätte ich doch nicht so lange im Büro gesessen, dann wäre meine Ehe noch intakt" oder „Hätte ich doch damals den Job angenommen, dann wäre ich heute nicht arbeitslos" sind zermürbend und kosten Kraft – Lebenskraft.

Die Lebenserwartung nichtresilienter Menschen ist, einer amerikanischen Studie zufolge, allein dadurch um 16 % geringer als die des Durchschnitts.[13] Die kraftraubende Haltung ist kein Gottesurteil und nicht genbestimmt, es ist ein Mangel an Erziehung. Die Fähigkeit zur Resilienz oder Nichtrelienz wird in den ersten Jahren der Kindheit durch die Eltern geprägt und bestimmt den Energieverbrauch durchs ganze Leben. Das ist eine gesellschaftliche Herausforderung. Ob Kitas das leisten **können?**

Wenn wir die Steuerung des eigenen Energieverbrauchs nicht wirklich diszipliniert selbst in die Hand nehmen, wird es mit den 120 Jahren Lebenserwartung wahrscheinlich noch einige Zeit dauern. Es gibt Situationen, in denen wir ohnmächtig sind. Zum Beispiel wenn uns die Liebe

---

[13] Zittlau J (2012) Langweiler leben länger. Gütersloher Verlagshaus, S. 90.

überfällt, sind wir machtlos und schmachten mit ungeheurem Energieeinsatz, bis wir endlich erhört werden. Oder wenn uns die Sehnsucht in überseeische Ferne zieht und das automatisch einen energetischen und pekuniären Mehraufwand bedeutet. Auch enthusiastische Freude, für den einen ein Vollmond in einer Maiennacht, für den anderen der Sieg des FC Bayern München in der Champions League, fordert uns energetisch kaum steuerbar heraus.

Trotzdem gibt es einen zentralen Bereich, in dem wir unsere Energiepotenziale schonen können. Es leuchtet ein, dass unerledigte Aufgaben, genauso wie die Erkenntnis eigener Schuld ohne Lösung (Vergebung), als ständig weiterlaufende Parallelprogramme auf der Festplatte des Gehirns Energie absorbieren, die Leistungsfähigkeit minimieren und gleichzeitig sogar die Lebensenergie vorzeitig verbrauchen. So wie wir gelegentlich die Festplatte unseres PCs aufräumen, Dateien in den Papierkorb verschieben und den dann auch noch leeren, indem wir den Inhalt endgültig löschen, so gibt es auch eine Möglichkeit, mit unserem seelischen Müll zu verfahren.

Doch es erfordert Mut und Demut zugleich, langanhaltende Spannungen mit Menschen lösen. Schon das Wort „Spannungen" verrät, welche Energie dahintersteckt. Aufeinander zugehen, miteinander reden und sich vergeben, das wirkt oft genug wie eine Erlösung, Erleichterung und Befriedung. Das kann ich nur selbst in die Hand nehmen. Das geistliche Angebot in Form der Beichte ist leider völlig aus der Mode gekommen, aber hoch wirksam. Der Zuspruch der Vergebung durch den Seelsorger ist für die Seele wie das elektronische Löschen des vollgestopften Papierkorbs.

Diejenigen, die den Standpunkt „Vergeben ja, aber vergessen niemals" vertreten, lassen die Festplatte ein Leben lang belastet laufen. Der nicht endende Streit mit dem Nachbarn über den Grenzverlauf verursacht Ärger, der sich gegen mich selbst richtet. Ich ärgere mich! Der Ärger verbittert und bewirkt einen ungeheuren und unnötigen Energieverlust. Unversöhnlichkeit ist ein großer Krafträuber. Genau wie bei einem PC wird auch beim menschlichen Gehirn die Leistung durch sogenanntes Multitasking absorbiert und geschwächt. Es lässt uns langsamer arbeiten und mehr Fehler machen und es verursacht obendrein noch einen immensen Stress.[14]

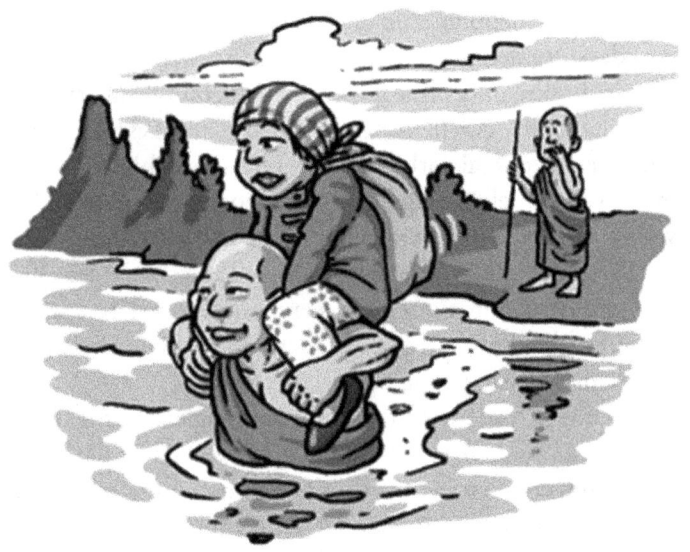

Es gibt da die schöne Geschichte von den beiden buddhistischen Mönchen Ekido und Tansan, die gemeinsam auf dem Weg sind und auf ein Mädchen stoßen, dass über den Fluss gebracht werden möchte. Weil der Kontakt zum anderen Geschlecht für die Mönche untersagt ist, tut Ekido so, als habe er das Problem nicht erkannt. Tansan indessen hebt kurz entschlossen das Mädchen auf seine Schultern

---

[14] FAZ (2008) im Seiwert-Tipp Nr. 32.

und bringt es sicher ans andere Ufer. Er kehrt zurück und holt seinen Freund ein. Sie gehen lange schweigend weiter, bis es aus Ekido hervorbricht: „Du hast das Mädchen berührt und gegen die Regeln verstoßen!" Tansan erwidert darauf gelassen: „Ich habe das Mädchen hinter mir gelassen. Trägst du es etwa immer noch?"[15]

Wir haben mehr in der Hand, die großen Energiefresser zu zähmen, als wir uns zugestehen. Aufräumen mit Problemen, wo es nur auf den ersten Schritt ankommt, der Mut dazu hat eine große Belohnung: Frieden. Er schenkt neue Energien und Lebensfreude. Es lohnt sich, mal darüber nachzudenken, wo wir in unserem Leben solche Baustellen gleichzeitig betreiben. Deshalb sollte man immer mal wieder zwischendurch innehalten und prüfen, ob da nicht noch unnötige offene Baustellen sind.

Stefanie Brassen vom Universitätsklinikum Eppendorf, Hamburg, untersuchte, wie sich die verpassten Chancen im Leben auf die Gemütsverfassung auswirkt. Sie stellte bei „Schwarzsehern" fest, dass diese am meisten darunter litten, selbst dann, wenn sie ansonsten Erfolg gehabt hatten. Optimisten hatten damit keine Probleme. Entscheidend sind also nicht die verpassten Chancen, sondern der Umgang mit ihnen. Der Titel ihrer Studie lautet Don't look back in anger! – „Blicke nicht im Zorn zurück!" Auch hier ist das Loslassen der Knackpunkt.[16] Sorgen, Missvergnügen und Unzufriedenheit sind Schlaf- und Krafträuber.

Das ist keine Aufforderung, jetzt der Sorglosigkeit das Wort zu reden. Es ist ein Unterschied, ob ich mich sorge oder für jemanden sorge. Wenn die Sorgen über den Kopf wachsen, bricht das Kraftfeld zusammen. Dagegen ist die

---

[15] Universitätsklinikum, Münster, Katholische Seelsorge (13.10.2013) Sonntagsbrief.
[16] Zittlau J (2012) Langweiler leben länger. Gütersloher Verlagshaus, S. 100.

Fürsorge der Impulsgeber für Zufriedenheit. Nur darf man nicht dem Fehler verfallen, sich um alles in der Welt zu sorgen. Das Helfersyndrom ist ein Kräfteverschleiß erster Ordnung. Sich mit Achtsamkeit der Nächsten zu erinnern, zu helfen, wo die Würde auf dem Spiel steht, führt zu Dankbarkeit und ist, wie das Olivenöl für den Salat, Balsam für die Seele.

Zum Schluss: Verjüngung durch Pülverchen und Pillen? Diverse Hormon- und Vitaminpräparate sind alles andere als Altersbremsen oder Jungbrunnen. Sie können zwar vitalisieren, aber die Lebensuhr anhalten oder gar zurückdrehen, das geht nicht. Wer mit Pillen die Natur austricksen will, muss wissen, dass er gesundheitliche Risiken auf sich nimmt. Man kann sich keine zusätzlichen Lebensjahre kaufen, man kann sie nur richtig oder falsch erleben.[17] Vitaminpillen haben keinen Einfluss auf die Lebensdauer. Sie sind schlicht nutzlos und gesunden nur die herstellende Pharmaindustrie. Roland Prinzinger spricht von einem Vitaminschwindel.[18] Es gibt nur ein Mittel gegen das Altern – und das ist jung sterben.

Die grundlegende Bedingung für ein erfülltes, sprich glückliches, Leben, ist die Einsicht, dass wir mit den Jahren altern und Einschränkungen in Kauf nehmen müssen. Wer das akzeptiert, bleibt zufrieden und kann das Leben bis zum Schluss genießen. Dazu braucht es keine Chemie, sondern nur ein Stück Selbsteinsicht in den natürlichen Lauf der Dinge.

Nochmal zur Erinnerung: Das einzige gemeinsame Merkmal von Menschen, die in Landstrichen mit auffallend vielen 100-Jährigen leben, ist, dass sie nicht in Rente

---

[17] Hofmann I, Prinzinger R (1997) Das Geheimnis der Lebensenergie. Campus, Frankfurt, S. 130.
[18] Prinzinger R (1996) Das Geheimnis des Alterns. Campus, Frankfurt, S. 373.

gingen. Das Bewusstsein, auch im Alter noch nützlich zu sein, ist lebensverlängernd. Das sollten sich mal die Gewerkschaften merken. Das Ziel muss nur, und da sind wir uns alle einig, die möglichst lange Selbstbestimmung sein.

Dazu ein paar Vorschläge im letzten Kapitel.

19
Was können wir selbst tun?

Weil wir Menschen sehr individuell sind, kann es nicht nur eine Lösung geben. Die Frage ist weniger, welche Lösung für mich die beste ist, als vielmehr, ob ich das überhaupt möchte. Und wenn es mir ein Anliegen ist, dem Leben mehr Jahre oder den Jahren mehr Leben zu geben, muss ich mich dann für eines von beiden entscheiden?

These: Ich habe viele Möglichkeiten, beides zu beeinflussen: dem Leben mehr Jahre und den Jahren mehr Leben geben

Die Grafik Rudolf Prinzingers über die anscheinend selbstverständliche Entwicklung von Krankheiten im Alter beruht auf rein statistischen Werten.[1] Sie gilt bei Weitem

---

[1] Hofmann I, Prinzinger R (1997) Das Geheimnis der Lebensenergie. Campus, Frankfurt, S. 132.

nicht für alle betagten Menschen, sondern vor allem für jene mit einem die biologischen Systeme verschleißendem Lebensstil. Die hier gezeigte Krankheitsentwicklung stellt also keine Zwangsläufigkeit dar. Sie unterscheidet nämlich nicht zwischen Menschen, die Raubbau an ihrem Körper treiben, und Gleichgültigen, die sich fragen: „Warum sollte ich mir Gedanken über meine Gesundheit machen, ich bin doch gut versichert und habe mein Leben lang Geld dafür gezahlt. Wozu sind denn Arzt und Krankenhaus da?"

Und die Grafik (Abb. 19.1) berücksichtigt auch nicht, ob sich einer überhaupt darum gekümmert hat, ausba-

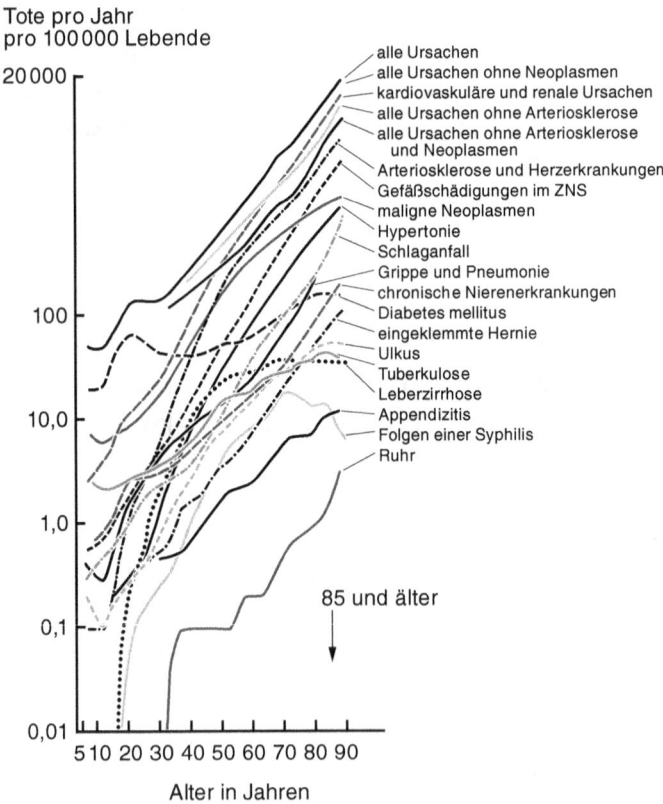

Abb. 19.1 Alter und Krankheit

lanciert zu leben, sich vernünftig zu ernähren und ausreichend zu bewegen. Über die Krankheitswahrscheinlichkeit dieser verantwortungsbewussten und lobenswerten Gruppe gibt es kaum eine aussagekräftige Studie. Ich behaupte jedoch, dass diese Menschen viel, viel weniger von Zivilisationskrankheiten betroffen sind.

Bei uns denkt man, dass bereits das tägliche Blutdruckmessen oder die regelmäßige Vorsorgeuntersuchung eine gesundheitliche Relevanz haben. Aber da liegt ein Irrtum vor. Es handelt sich lediglich um ein lauerndes Überprüfen, ob ich bereits krank bin. Für die Gesundheit hat es keinen Wert, sondern verhindert allenfalls Schlimmeres. Merkwürdig, dass wir bei eingetretener Krankheit die Termine mit dem Arzt penibel einhalten, aber die Termine für die eigene Gesundheit, nicht ernsthaft festlegen, geschweige denn, sie dann korrekt einhalten. Die Sportstunden sind immer die ersten, die bei Engpässen ausfallen.

Die Hasen auf dem Feld machen es uns vor: Sie hoppeln – täglich. Der Fuchs schnürt – nächtlich. Das Reh zieht morgens und abends. Der Hirsch trollt. Die Ente streicht ab. Der Reiher zieht. Der Dachs schleicht oder trabt. Der Marder baumt auf. Der Sperber hakt auf. Der Bock zieht vertraut. Der Keiler durchstreift den Wald. Der Adler kreist usw. Dann sind sie im Nest, im Bau, im Lager, in der Sasse, im Kogel, in der Dickung und halten Ruhe.[2]

Nirgendwo ist Hast und Eile zu erkennen, aber doch immer Bewegung. Da kommen keine Langeweile oder Unzufriedenheit auf. Die Tiere sind im Einklang mit der Natur und haben nicht eine einzige unserer Zivilisationserkrankungen, obwohl sie in demselben Land wie wir mit Atomkraftwerken, Lärm, Luftverschmutzung und zunehmender Dichte leben. Vorbildlich!

---

[2] S. a. Riesenthals Jagdlexikon. Nachschlage- und Handbuch für Jäger und Jagdfreunde | ISBN: 9783828941434.

Unsere Tierärztin mit zwei schulpflichtigen Kindern hat sich auf Kühe spezialisiert, weil die im Sommer auf der Weide stehen und selten krank werden. Da hat sie Zeit, ist zu Hause und kann mit ihren Kindern draußen spielen. Im Winter, wenn die Kühe im Stall stehen, wird sie als Tierärztin gebraucht, weil die Kühe dann krank werden. Im Winter verdient sie so viel, dass es fürs übrige Jahr reicht.[3]

Wildtiere werden nur hochflüchtig in ärgster Not und Gefahr. Sie bleiben lebenslang von unseren Zivilisationskrankheiten verschont und haben noch nicht einmal einen Arzt oder eine Apotheke. Wir aber hetzen uns ohne Not durchs Leben. Damit sollte jetzt Schluss sein. Nehmen Sie sich noch heute den Mut zur Eile mit Weile, um substanziell intensiver und ergiebiger zu leben. So bekommen Sie Frieden ins Herz und leben länger.

Lediglich dann, wenn wir nichts unternehmen, wird es wahrscheinlich zu den beschriebenen Krankheiten kommen. Aber nach diesem Buch sollten Sie wissen, was Sie zu tun haben: Sie sollten aus der Rolle des Patienten in die Rolle das Regisseurs, des Direktors ihres eigenen Lebens wechseln.

Es gibt inzwischen so viele mehrfach gesicherte wissenschaftliche Erkenntnisse darüber, was ich gegen Herzinfarkt, Arthrose, Osteoporose, Diabetes, Allergie, Depression, Alzheimer, Parkinson, Asthma, Krebs, Adipositas oder andere Stoffwechselerkrankungen tun kann. Die diffuse Bezeichnung „Stoffwechselerkrankung" zeigt, wo der Hase im Pfeffer liegt: beim gesunden Stoffwechsel! Und den haben wir selbst in der Hand. Bewegung, Bewegung,

---

[3] Dr. med. vet. Astrid von Bredow, Timmdorf, gegenüber dem Verfasser (15.8.2011).

Bewegung! Aber natürlich mit dem Hinweis: Erfrischen statt Erschöpfen! Schonen statt Schinden.

Am besten, Sie fassen schriftlich(!) einen förmlichen Entschluss: Ich übernehme ab heute die Verantwortung für meinen Körper. Konkret könnte er lauten:

„Ich werde bis zum Monatsende jeden Tag 10 000 Schritte gelaufen sein."

Und vervielfältigen das Schriftstück. Legen Sie es überall offen dorthin, wo Ihr Auge am häufigsten verweilt: am Spiegel im Badezimmer, am Kühlschrank, auf der Schreibtischunterlage, an der Sonnenblende im Auto und – verkleinert – im Portemonnaie und erzählen Sie es Ihren Freunden. Die werden Sie schon daran erinnern, was Sie sich selbst versprochen haben. Hochwirksam ist es, sich einen „Paten" zu suchen, den Sie bitten, sich in dieser Hinsicht um Sie zu kümmern und Sie immer mal wieder an Ihren Entschluss zu erinnern.

Wenn Sie wenigstens drei Dinge konsequent berücksichtigen, haben Sie gute Chancen, der Zwangsläufigkeit dieser oben gezeigten Krankheitsentwicklung zu entgehen, gesund und leistungsfähig alt zu werden. Damit wächst die Wahrscheinlichkeit, Ihre Selbstbestimmung bis zum Ende in der Hand zu behalten.

- Bewegen Sie sich jeden Tag so, dass der Stoffwechsel ins chemische Fließgleichgewicht kommt, Ihre körpereigene Apotheke optimiert arbeitet, dadurch das Immunsystem gut versorgt und die Homöostase ermöglicht wird. Dann bleiben Sie gesund.

- Leben Sie heute so, dass jeder Tag zu einer Kostbarkeit wird. Nehmen Sie sich Zeit für sich, selbst am arbeitsreichsten Tag – und sei es nur eine halbe Stunde. Carpe diem! Es gibt immer etwas, worüber ich mich freuen kann.
- Dienen Sie anderen. Pflegen Sie Freundschaften. Suchen Sie Gemeinschaft. Nehmen Sie Anteil.[4] Dankbarer Wiederhall befeuert das Leben.

Es gibt noch viele andere Möglichkeiten, die Lebensqualität zu verbessern. Ich nenne Ihnen unten einige Beispiele. Wenn Sie das nur wollen, haben Sie den ersten Schritt für ein qualitativ anderes Leben getan. Dieser führt dann automatisch zu einer höheren Lebenserwartung. Leben Sie nicht, um zu arbeiten, sondern arbeiten Sie, um zu leben! Das ist ein Riesenunterschied! Ich bin mit vielen Menschen am Ende ihres Lebens ins Gespräch gekommen. Nicht ein einziger hat gesagt: „Ach hätte ich doch nur mehr gearbeitet oder mehr Geld verdient". Vielmehr wünschten sich alle: „Hätte ich mir doch mehr Zeit für Familie und Freunde genommen."

Mit dem Mut zur Eile mit Weile bekommen Sie einen Hebel in die Hand, die Qualität Ihres Lebens selbst zu bestimmen. Raus aus der Falle, gelebt zu werden! Verweile doch, du bist so schön! Aber nicht, dass Sie gleich alles ändern wollen. Suchen Sie sich die Dinge heraus, die Sie auch wirklich ändern können. Und nehmen Sie gelassen an, dass Sie vieles eben nicht ändern können. Das mindert wenigstens latente Unsicherheit und Unzufriedenheit. Wenn ich nun alles miteinander vergleiche und mich nur auf das wirklich Tragfähige beschränke, können ganz bestimmte Verhaltensregeln herausgefiltert werden, die eine

---

[4] https://www.motiviva.de › die-bedeutung-von-freundsc… 04.04.2024.

Voraussetzung für ein gelungenes und bis ins hohe Alter selbstbestimmtes Leben erlauben:

- Genießen Sie das Leben heute (carpe diem).
- Lassen Sie sich nicht unter Druck setzen.
- Bewegen Sie sich regelmäßig und moderat.
- Schlafen Sie ausreichend.
- Leben Sie diszipliniert und rhythmisch.
- Essen Sie oft, aber nicht zu viel (kleine Portionen).
- Investieren Sie in Ereignisse, nicht in Sachen.
- Reisen Sie im Urlaub über nicht zu viele Zeitzonen hinweg.
- Pflegen Sie Freund- und Nachbarschaft.
- Wenden Sie sich Ihrer Familie zu.
- Nehmen Sie sich Zeit für sich selbst

Zu guter Letzt ein Selbstzeugnis. Halte ich mich selbst an diese Erkenntnisse? Zugegeben, ich habe sehr viel falsch gemacht, aber ich habe es nicht besser gewusst. Seit etlichen Jahren beginne ich durchzublicken und versuche, die gewonnenen Erkenntnisse zu beherzigen. Und tatsächlich hat das überprüfbare Folgen: Ich bin zum Beispiel seit immerhin 30 Jahren mit meinen inzwischen 85 Lebensjahren nicht mehr an einem Schnupfen erkrankt, geschweige denn, dass ich Fieber oder sonstwas gehabt hätte. Das ist ganz anders als zu den Zeiten, als ich als Spitzensportler in der Nationalmannschaft für den modernen Fünfkampf trainierte. Da hatte ich dauernd ein Zipperlein. Seit etwa 20 Jahren habe ich mich konsequent (diszipliniert), regelmäßig (rhythmisch) jeden Tag und moderat (mäßig) bewegt – und bin bis jetzt gesund geblieben.

Ich stehe jeden Tag zur gleichen Zeit auf, laufe (joggele) oder schwinge ca. 20 min auf einem hochelastischen Trampolin, halte eine kontemplative Stille, frühstücke zusammen mit meiner Frau mit angezündeter Kerze, arbeite bis ein Uhr (schreibe Erkenntnisse zu aktuellen Themen wie Klima, Corona, Gesundheit etc. auf, die ich mit Freunden oder der Familie diskutiere), habe mittags eine kleine Mahlzeit, halte eine kurze Mittagsruhe, beschäftige mich im Garten, genieße die Teepause am angezündeten Kamin, erledige anstehende Reparaturen und häusliche Notwendigkeiten – obwohl ich bereits 85 Jahre alt bin –, um dann mit großer Freude gegen sieben Uhr abends eine Brotzeit zu haben und genieße den Feierabend mit meiner Frau.

Es wird erzählt, die Zeitung oder ein Buch gelesen und mit den Kindern und Enkeln telefoniert, gemailt, gestreamt, gezoomt oder gesimst. Das geht heute ja so herrlich einfach, billig und schnell. Wie sehen nur gelegentlich fern. Oft gehen wir noch ein wenig spazieren. Spätestens um elf Uhr abends ist Schlafenszeit.

Zur Regelmäßigkeit gehört die wöchentliche Teilnahme am Stammtisch, der Kirchgang am Sonntag, einmal in der Woche Besuch der alten Damen (in der Nachbarschaft), ein Buch pro Woche zu lesen (im stetem Wechsel Fachbuch, Krimi, Roman) und jeden Abend zusammen mit meiner Frau eine Flasche Wein zu trinken und einen (!) Zigarillo zu rauchen. Sie finden das vielleicht ein wenig langweilig, aber wir nicht. Wir regenerieren, sind beide kerngesund, bekommen neue Ideen und freuen uns am Leben.

Das kann jeder, der es möchte!

GPSR Compliance
The European Union's (EU) General Product Safety Regulation (GPSR) is a set
of rules that requires consumer products to be safe and our obligations to
ensure this.

If you have any concerns about our products, you can contact us on

ProductSafety@springernature.com

In case Publisher is established outside the EU, the EU authorized
representative is:

Springer Nature Customer Service Center GmbH
Europaplatz 3
69115 Heidelberg, Germany

www.ingramcontent.com/pod-product-compliance
Lightning Source LLC
LaVergne TN
LVHW020328260326
834688LV00037B/929